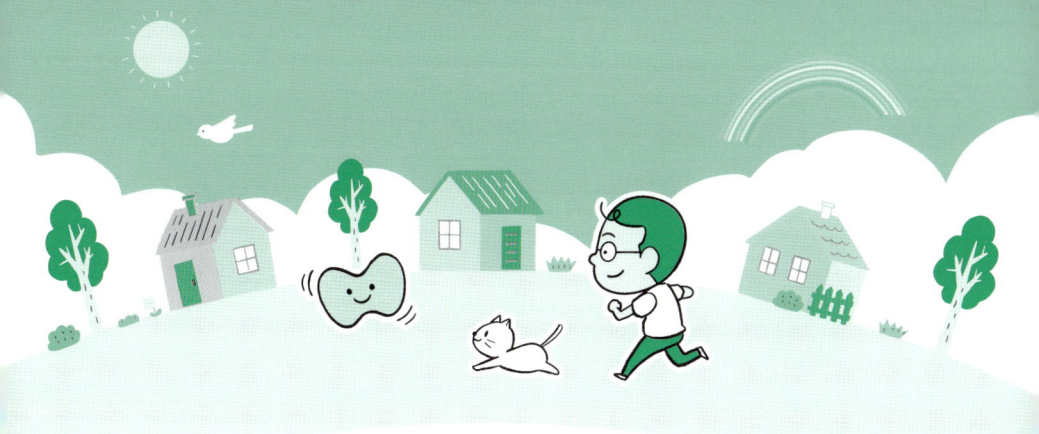

やさしく解説
甲状腺疾患
の
診断と治療

甲状腺を専門としない医師のために

改訂第2版

著

窪田 純久
Kubota Sumihisa

南江堂

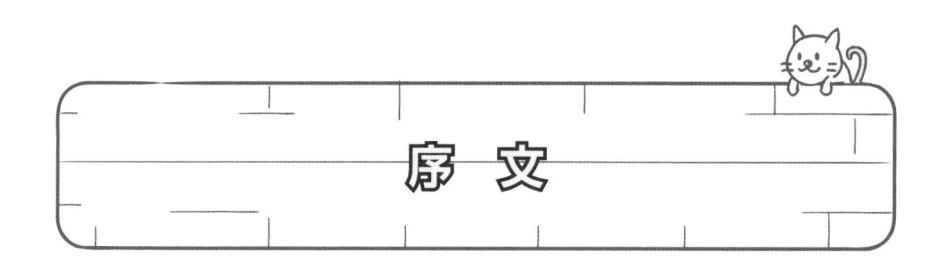

序 文

　本書の初版が出版されて 8 年が経過しました．その間に日本甲状腺学会主導で
『甲状腺クリーゼ診療ガイドライン 2017』，『バセドウ病治療ガイドライン 2019』，
『甲状腺眼症診療の手引き』，が出版されました．甲状腺疾患の治療の大枠は変わっ
ていませんが，ガイドラインの内容が少しずつ変化していますので，その変化をこ
の改訂版に反映させられるよう気を配りました．バセドウ病と妊娠，橋本病と妊娠
に関しては機微な問題ですが，現時点でわかっていることを記載しました．また，
甲状腺癌に対する薬物療法が進化し，甲状腺髄様癌，低分化癌，未分化癌に対する
有効性が示されるようになってきましたが，その悪性腫瘍治療薬（チロシンキナー
ゼ阻害薬や免疫チェックポイント阻害薬）によって甲状腺機能異常が高率に生じる
ようになったため，甲状腺機能異常を生じる薬剤の章を新たに加えました．

　嬉しいことに診療の際に初版を利用しているというお声をいただくことがあり
ます．この改訂版も同様にお役に立てばこの上ない喜びです．

2025 年 1 月

窪田　純久

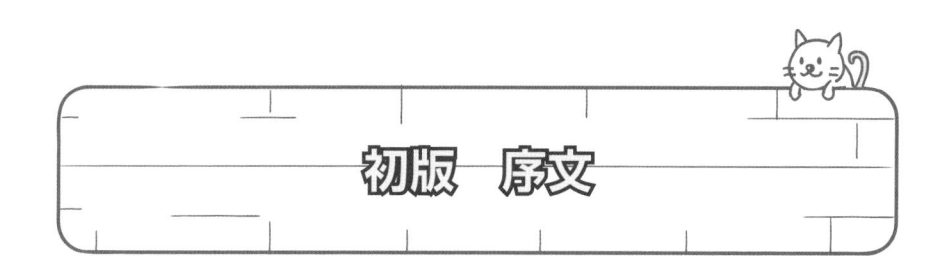

初版　序文

　甲状腺自己抗体の保有率は一般人口の 15％程度であり，検診で甲状腺の超音波検査をすると約 20％の人に結節が発見されます．実際に治療を必要とする患者さんはその一部ですが，甲状腺専門医だけでそれらの患者さんすべてを診療することはできませんので，非専門医の先生方が診療を担っておられます．甲状腺に関する良書が数多く出版されており，診療の際には頼りにされていることと思います．忙しいなか，できるだけ時間をかけずに全体像をつかむことができるような，時間のない医師でもすぐ読破できるような初心者向けのシンプルな本があればと思い執筆することにしました．

　私自身は 20 年以上前に甲状腺専門病院へ赴任した際には，甲状腺に関する知識はほとんど持っていませんでした．その当時，先輩医師の外来について勉強したときには先輩の圧倒的な経験に裏打ちされた豊富な知識にあこがれを抱きました．その後，専門医になってからは教える立場に回り，若手の医師や見学の医師が私の外来診察を見学する機会が増えました．彼らの疑問にどれだけ答えられたかはわかりませんが，若手医師（非専門医）がどんな疑問を持っているかについて知ることはできました．その経験をこの本に生かしたいと思います．

2016 年 7 月

窪田　純久

目次 Contents

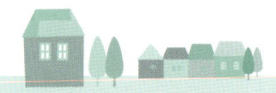

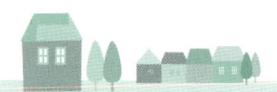

MEMO

ADVICE

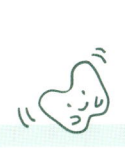
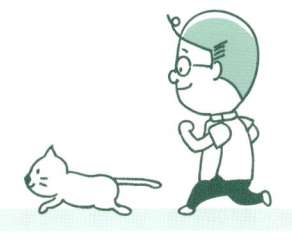

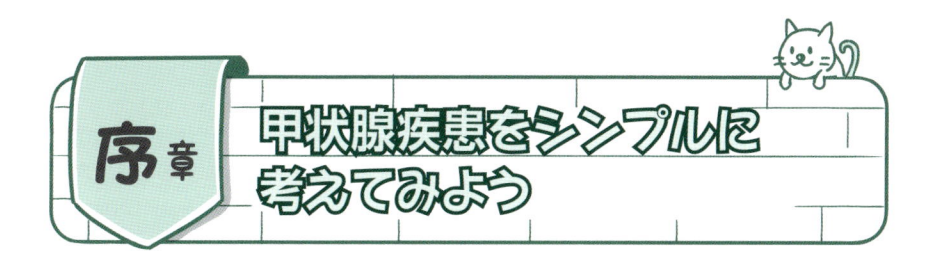

ポイントは "3 つの指標"

　甲状腺という小さな臓器にはさまざまな疾患が生じます．免疫異常をベースにした甲状腺ホルモン異常，炎症，感染，腫瘍，下垂体・視床下部の異常，ホルモン不応症に代表される遺伝子異常など原因は多様です．しかし，表に現れる症状（表現型と言ってもよいかもしれません）はシンプルです．

　甲状腺疾患は表 1 に示す 3 つの指標で表すことができます．

　これらは甲状腺疾患を病因や発生機序ではなく，表現型から捉えたものです．たとえばバセドウ病や橋本病は①，機能性結節（プランマー病）は①と②，亜急性甲状腺炎は①と③が表に出る症状ということになります．この 3 つの指標は甲状腺疾患を診断していくうえで重要な手がかりになります．

　極端な考え方かもしれませんが 3 つの指標に問題がなければ治療の必要はないと言えます．すなわち，①甲状腺ホルモン値が正常で，②甲状腺に径 1 cm を超える癌がなくて，③甲状腺に痛み（炎症）がなければ，たとえ甲状腺に他の何らかの異常がみられてもすぐに治療の必要はないのです．しっかり頭に入れておいてください．

表 1　甲状腺疾患の 3 つの指標

①	甲状腺ホルモン値が高いか低いか
②	甲状腺に結節があるかないか
③	甲状腺に痛みがあるかないか

第1部

もしかして，甲状腺疾患？
"疑う"ことから始まる検査・診断

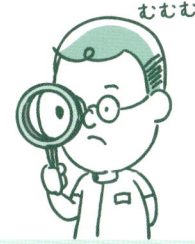

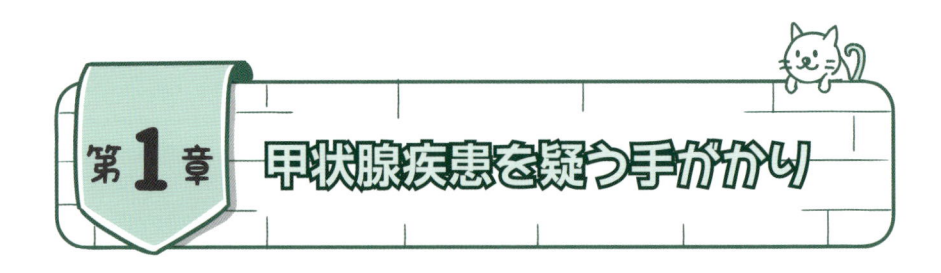

第1章　甲状腺疾患を疑う手がかり

甲状腺疾患を見つけることの重要性

　甲状腺専門外来では甲状腺疾患を見つけることは難しくありません．甲状腺専門外来には当然ながら甲状腺疾患の有無を心配して来院する患者さん，または甲状腺疾患の診断と治療を希望して来院する患者さんが来るため，甲状腺に焦点をあてた診察と検査を行えばよいのです．フローチャートに沿って進めていけば，ほとんどの甲状腺異常は診断がついてしまうと言っても過言ではありません．しかし，一般内科の外来ではそうはいきません．問診と身体所見から甲状腺疾患を疑うことが必要です．甲状腺専門医ではない医師が「甲状腺疾患を疑う」ためには何に注意すべきかを解説します．

A　問診—自覚症状をきいてみよう—

1.　甲状腺機能亢進症（甲状腺中毒症）

　血中の甲状腺ホルモンが高値になると代謝が上がり，交感神経が刺激されるため動悸，暑がり，発汗過多，食欲亢進，体重減少（若年者では体重増加），手の震え，下痢などの症状が生じます．甲状腺中毒症の症状は比較的はっきりしているため，わかりやすいと言えます．

　ただし子どもと高齢者は典型的な症状がないことがあります．子どもでは落ち着きのなさ，成績不良，怠けているようにみえることが症状のひとつであることもあります．高齢者では体重減少だけが目立つこともあります（表1）.

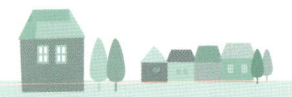

表 1　甲状腺中毒症の自覚症状

成人	動悸，暑がり，発汗過多，食欲亢進，体重減少，手の震え
小児	成績不良，怠け，落ち着きのなさ
思春期	食欲亢進による体重増加
高齢者	体重減少だけであることも多い

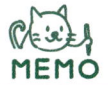

甲状腺機能亢進症と甲状腺中毒症

　英語では "hyperthyroidism"（甲状腺機能亢進症）と "thyrotoxicosis"（甲状腺中毒症）と表現されています．バセドウ病であれば「甲状腺機能亢進症」という呼び方でよいのですが，無痛性甲状腺炎などの破壊性甲状腺炎では甲状腺自体が機能していないため「甲状腺中毒症」としたほうが正確です．

　甲状腺中毒症は血中甲状腺ホルモン値が高い状態を定義した言葉です．特に甲状腺を全摘された患者さんが甲状腺ホルモン剤を過剰に投与されている場合などは甲状腺機能亢進症という言葉は適していません．甲状腺ホルモン剤の過剰投与による甲状腺中毒症と表現されるべきです．ただし，患者さんに対しては「中毒症」という言葉の受けがよくないため甲状腺機能亢進症と説明することもしばしばです．

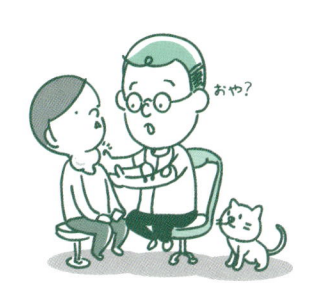

🔔2. 甲状腺機能低下症

　甲状腺機能低下症では寒がり，体重増加，顔のむくみ，眠気，便秘，倦怠感，皮膚の乾燥，脱毛，物忘れなどがみられます（表2）．甲状腺機能低下症の症状には特異性が少なく，症状から疑うことは容易ではありません．むしろ症状からは，わからないと考えておいたほうがよいかもしれません．甲状腺機能低下症であることがわかってはじめて，症状が機能低下症によるものだったと気づかされることがよくあります．甲状腺機能低下症の症状項目を点数化し質問紙を用いて患者さんを見つけ出そうという試みが過去になされていますが，どれも成功していません．私が注意している特異性の高い症状は眠気です．高齢者で認知症を疑ったときも甲状腺機能低下症の可能性を考慮すべきでしょう．

表2　甲状腺機能低下症の自覚症状

●寒がり	●眠気	●皮膚の乾燥	●体重増加	●便秘
●脱毛	●顔のむくみ	●倦怠感	●物忘れ	

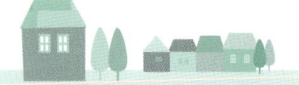

体重増加
物忘れ
眠気…

非特異的な症状であるため見つけにくい！

更年期障害、認知症、うつ病との鑑別に注意！

疑ったときはTSHを測定！

B 視診―眼症状はあるか？―

　甲状腺がかなり大きければ，視診で甲状腺腫大を指摘できますが，実際は触ってみないとわかりません．視診が最も役立つのはバセドウ病の眼症状です（バセドウ病眼症；図1）．上眼瞼の腫大，眼裂の開大（眼瞼後退），突眼に着目してください．左右差があることも多いので頭に入れておくことが必要です．眼科では眼瞼の腫脹をアレルギー性のものと間違われていることがあります．

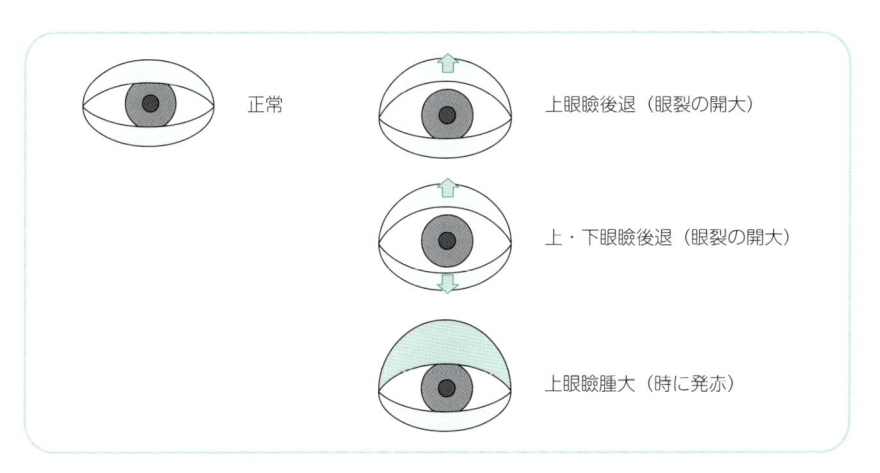

図1　バセドウ病眼症

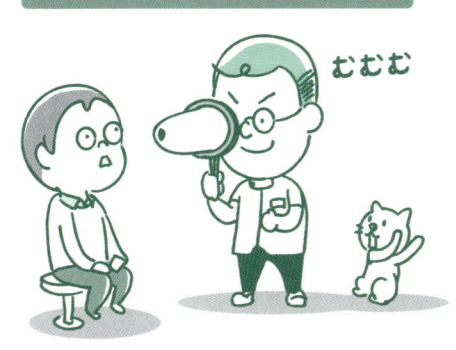

C　触診—腫大，結節，痛みはあるか？—

　頸部触診は甲状腺疾患の患者さんを見つけ出す手段としては不可欠なものです．学生時代は頸部触診を必ず行うよう指導されましたが，それを日常診療で実行している先生はどれくらいいらっしゃるでしょうか．ぜひとも甲状腺を触診する習慣をつけていただきたいと思います．

1.　触診でわかること

　頸部の触診でわかることは5つです（表3）.

表3　頸部の触診でわかること

①びまん性腫大	橋本病かバセドウ病が多くを占めています
②結節および固定の有無	多くは結節と嚢胞です．硬く動きが悪い場合は進行した甲状腺癌ですが，めったにみられません
③リンパ節腫大の有無	甲状腺癌の頸部リンパ節転移，悪性リンパ腫が考えられます．めったにみられません
④圧痛の有無	痛みを伴う甲状腺腫大は亜急性甲状腺炎，橋本病の急性増悪など診断に直結する所見です．最も触診の甲斐があると思われます
⑤急速増大	急速に大きくなることで窒息を生じることがまれにあります．悪性リンパ腫を疑わせる所見です．甲状腺の大きさをノギスで測り，カルテに記録をしておくとよいでしょう．急に生じた甲状腺機能低下症でもびまん性に大きくなります

2. ちゃんと触診できていますか？

　甲状腺腫大，甲状腺結節を触診したことのない人に対して甲状腺の触診の仕方を文章で説明することは容易ではありません．視診でわかるくらい大きければ間違うことはありませんが，小さいものは難しいと感じることもしばしばです．患者さんの前から両手の母指の腹を口頭軟骨のすぐ下に触れて嚥下運動をさせるという方法が一般的です（図2）．つばを飲ませて嚥下運動をさせると甲状腺が上下するため，甲状腺が腫大していれば甲状腺の辺縁を触知することができます．結節があれば甲状腺が上下するときに母指の腹で動きを検知できます．首を過度に伸展しすぎないようにすると触診しやすくなります．

　触診上手になるためには，甲状腺腫大の患者さんと甲状腺を全摘された患者さ

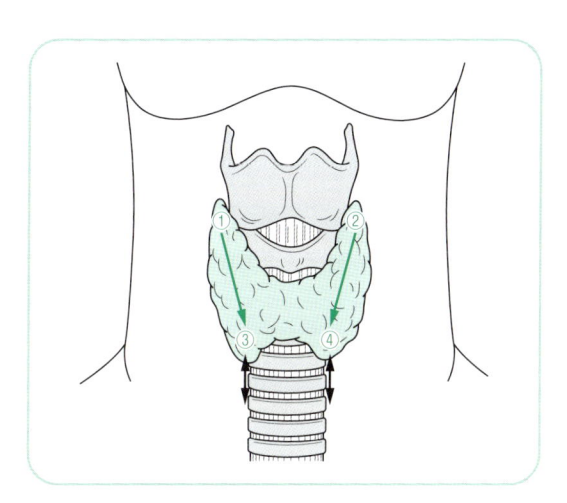

図 2　甲状腺の触診

③と④の位置に母指の腹を当て嚥下させると，黒矢印のように甲状腺が下に移動して戻ってきます．その間に甲状腺全体を触ることができます．緑矢印のように①と③，②と④の間を軟骨に沿ってすべらせると，よりわかりやすくなります．

んをたくさん触診することが大切です．甲状腺がない患者さんを触ってはじめて
正常の甲状腺の厚みがわかります．厚みを感じても正常甲状腺の縁を触知するこ
とは難しいので甲状腺の縁がわずかでも触知できればやや大きいと判断してもよ
いと思います．しかし，その程度のものが見逃されても臨床的には問題ありませ
ん．

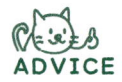

ADVICE　甲状腺の大きさ―患者さんへの説明―

　「検診で甲状腺が大きいと言われました．どうしたら小さくなるでしょう
か」と言って受診される患者さんがおられます．大半がごくわずかの腫大
で，視診ではわからず，触診してはじめてわかる程度のものです．確かに
正常と比べると大きいのですが，甲状腺腫大のなかでは小さいほうになり
ます．患者さんが不安になるので「大きい」を「正常と比べれば大きい」と
か「少し大きめのようですが，見た目にはわかりません」と説明すること
によって患者さんの不安を解消してあげましょう．

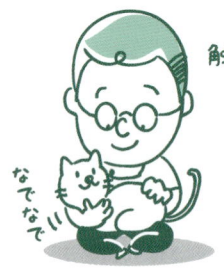

触診の練習♪

なでなで

3. 触診の見逃し

　触診できなかったからといって落ち込むことはありません．専門医でも 1 cm 未満の結節は触知できませんし，男性のびまん性腫大は胸鎖乳突筋に阻まれて見誤ることがあります．いまは超音波検査という簡便な検査がありますので迷ったら大いに利用しましょう．甲状腺乳頭癌ならば 1 cm 未満のものは経過観察が選択されることも多く，反回神経浸潤を考えなければ予後は良好です．軽度のびまん性甲状腺腫大のほとんどは軽度の橋本病で，甲状腺機能異常を伴うことは多くありません．

D　生化学検査にヒントあり！

　甲状腺疾患を疑う大きなヒントが一般生化学検査に隠れています（表 4）．一般内科では生化学検査がルーチンに行われています．その検査値を有効活用してください．もしかしたらデータを見直すことで隠れた甲状腺疾患を発見できるかもしれません．

表 4　生化学検査では以下の項目に注意！

- ●総コレステロール
- ●ALP
- ●AST，ALT，γ–GTP
- ●CPK

1. 総コレステロール値

　まず総コレステロールの値に注目してください．ある時点から総コレステロール値が低下している場合は甲状腺中毒症が疑われます．反対に上昇している場合は甲状腺機能低下症が疑われます．総コレステロール値は潜在性甲状腺機能低下

症での治療開始の目安にも使われます．

2. ALP

　比較的長時間，甲状腺中毒症が持続すると ALP の値が上昇します．原因不明の ALP 上昇では甲状腺機能検査が必要です．

3. AST，ALT，γ-GTP

　原因不明の肝酵素の軽度上昇は甲状腺中毒症である可能性があります．原因不明の上昇では TSH を測ってみましょう．

4. CPK

　重度の甲状腺機能低下症では CPK の上昇がみられます．しかし，CPK の上昇だけでは特異性は低いと思います．

　早速，明日の診療から，問診，視診，触診，生化学検査で甲状腺疾患を疑ってみましょう．細かいことにこだわらず，まず甲状腺疾患を疑うこと，それが重要です．そして疑ったら TSH だけ測定してみましょう．TSH は最も感度が高い検査です．TSH が高ければ甲状腺機能低下症，TSH が低ければ甲状腺中毒症を生じていると考えられます．

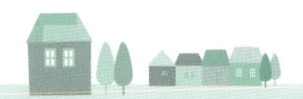

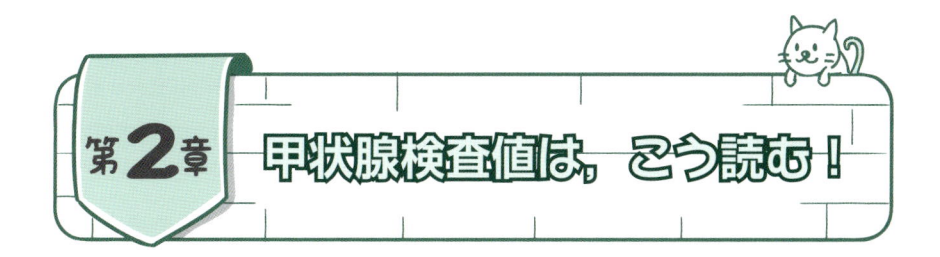

第2章　甲状腺検査値は，こう読む！

検査値の読み方を間違わないために理解すべきポイント

　甲状腺の検査値には，TSH，FT4，FT3，TgAb，TPOAb，TRAb，Tg，カルシトニンの8種類があります．

Ａ　甲状腺ホルモンと甲状腺刺激ホルモン（TSH）

　甲状腺が産生しているホルモンはT4とT3です．普通に考えれば血中T4とT3が高値であれば甲状腺機能亢進症（甲状腺中毒症），低値であれば甲状腺機能低下症となります．生化学検査値では検査値が高いか低いかで異常を見分けることができるので，甲状腺ホルモンでも同様に単純に考えてよいはずです．しかし，なかなかそう簡単にはいきません．

1. Total T4とFree T4(FT4)，Total T3とFree T3(FT3)

　甲状腺ホルモンは血中では蛋白と結合して存在しています．実際に意味を持つホルモンは，蛋白と結合していない遊離T4（Free T4：FT4）と遊離T3（Free T3：FT3）です．通常，血中のTotal T4とFT4は相関していますが，蛋白が増加した状態では相関が崩れてしまいます．たとえば，妊娠中にはサイロキシン結合蛋白（TBG）が増加するため，血中Total T4は増加しますが，FT4はあまり変化しません．つまり，日常臨床で測定すべき項目は遊離ホルモンであるFT4とFT3です．検査法が発達してかなり正確に測定できるようになりましたが，低濃度の物質

を測定しているため測定値に軽度のばらつきがあります．単純に甲状腺ホルモンの数値の高低だけで甲状腺機能を推測しづらい理由がこのばらつきにあります．

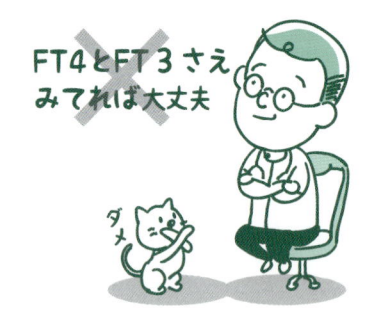

2．TSH はとても敏感，しかし変化はゆっくり

　TSH と甲状腺ホルモン（FT4，FT3）の関係（ネガティブフィードバック）について，本書の読書で知らない方はいないと思います（図1）．甲状腺ホルモン値が下がってくると TSH 分泌が増え，反対に甲状腺ホルモン値が上がると TSH 分泌が抑制され，甲状腺ホルモン値を正常に保とうとするというものです．前述したように甲状腺ホルモン測定値には一定のばらつきがあるため，TSH の値を組み合わせることによって甲状腺機能をより正確に読み取ることができます．

　下垂体に異常がなければ，甲状腺中毒症では甲状腺ホルモン高値，TSH 低値になり，甲状腺機能低下症では甲状腺ホルモン低値，TSH 高値になります．当然，甲状腺機能正常であればどちらも正常です．この3つのパターン（表1）だけであれば，検査値を読むときに迷いは生じません．

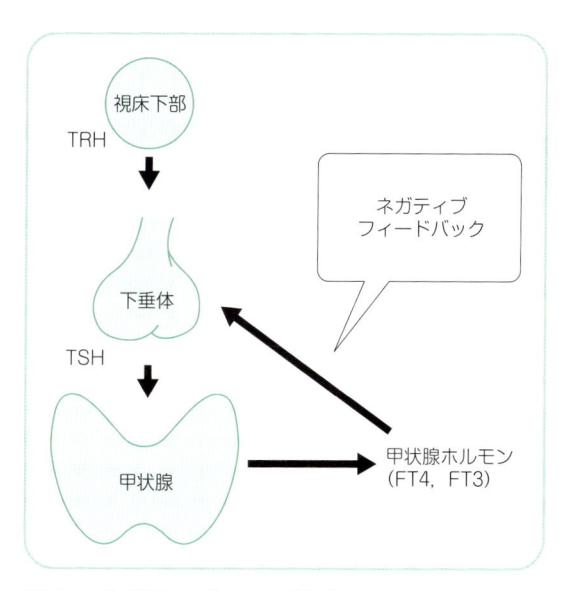

図1　ネガティブフィードバック

TRH：甲状腺刺激ホルモン放出ホルモン

表1　典型的な3つのパターン

①甲状腺中毒症	FT4，FT3 高値，TSH 低値
②正常	FT4，FT3 正常，TSH 正常
③甲状腺機能低下症	FT4，FT3 低値，TSH 高値

表2　検査値を読むときに考慮すべき事柄

- ●「潜在性甲状腺機能異常」という概念を把握すること

- ●ネガティブフィードバックにおける下垂体の TSH 分泌には
  タイムラグがあること

　しかしそう簡単にはいきません．検査値を読むときに考慮すべき2つの現象があります（表2）．1つ目は潜在性甲状腺中毒症と潜在性甲状腺機能低下症の存在です．平たく言えば，潜在性甲状腺中毒症は正常と明らかな甲状腺中毒症の間，潜在性甲状腺機能低下症は正常と明らかな甲状腺機能低下症の間の中間的な状態を意味します．下垂体は血液中の甲状腺ホルモン濃度に鋭敏に反応するため，甲状腺ホルモン濃度が少しでも上がりかけると TSH が減少し，甲状腺ホルモン濃度が下がりかけると TSH が増加します．血中甲状腺ホルモン値が正常範囲にあるのにもかかわらず TSH が低値であったり，高値であったりする状態が存在しますが，そのように FT4 と FT3 が正常で TSH だけが変化した状態を潜在性と呼んでいるのです（表3，図2）．

　甲状腺ホルモン濃度の増減で下垂体が敏感に反応すると書きましたが，反応して一定の状態に落ち着くまでは時間がかかります．時間的にいうと TSH の反応はむしろ鈍いと言えます．検査値を読むときに考慮すべき2つ目の現象が TSH 変化のタイムラグです．

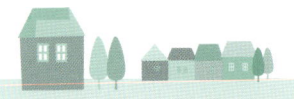

表 3　3 つの典型パターンに潜在性を加えたパターン

①甲状腺中毒症	FT4，FT3 高値，TSH 低値
①.5潜在性甲状腺中毒症	FT4，FT3 正常，TSH 低値
②正常	FT4，FT3 正常，TSH 正常
②.5潜在性甲状腺機能低下症	FT4，FT3 正常，TSH 高値
③甲状腺機能低下症	FT4，FT3 低値，TSH 高値

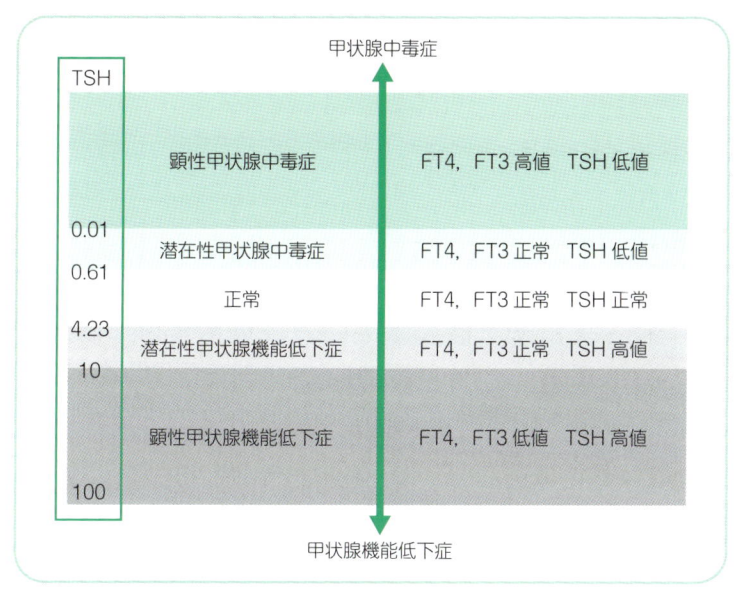

図 2　甲状腺機能の連続性と TSH の値

　たとえば，甲状腺中毒症では甲状腺ホルモン高値で TSH が低値になっていますが，急に甲状腺ホルモンを正常化しても，しばらく TSH 低値が続きます．バセドウ病の治療開始時によくみられる現象です ［「MEMO：MMI 減量法の実際」（103

ページ）を参照］．また，甲状腺機能低下症では甲状腺ホルモン低値で TSH が高値になっていますが，甲状腺ホルモン剤の補充を始めても TSH の値が下がってくるのには時間がかかります．タイムラグがあるために変化途中のホルモン値を読むときには注意が必要です．

3．FT4，FT3 低値，TSH 正常または低値の場合

　この状態はネガティブフィードバックが破綻しているようにみえます．

　持続的にこの状態が続いているのであれば中枢性甲状腺機能低下症が考えられますが，一時的であればバセドウ病の治療開始直後で抗甲状腺薬が効きすぎた場合も考えられます．無痛性甲状腺炎で一過性の甲状腺中毒症から甲状腺機能低下症に変化した場合も同様です．

　持続的であれば専門医へ紹介してください．中枢性甲状腺機能低下症の場合は副腎皮質刺激ホルモン（ACTH）の分泌も減少している場合があるため，安易に甲状腺ホルモン剤の補充を開始してはいけません．

4．FT4，FT3 正常または高値，TSH 高値の場合，および FT4，FT3 高値，TSH 正常の場合

　この状態もネガティブフィードバックが破綻しているようにみえます．

　持続的にこの状態が続いていれば，甲状腺ホルモン不応症か TSH 産生腫瘍が考えられます．しかし，最も多いのは甲状腺機能低下症で，甲状腺ホルモン剤を処方されている患者がしばらく内服をさぼっていて，病院を受診する 1 週間前から内服を多めに開始した場合などが考えられます．

　やはり持続的であれば専門医に紹介してください．甲状腺中毒症と間違えて抗甲状腺薬を投与してはいけません．

　このようにタイムラグを頭に入れておくと診断の際に役立ちます．また，迷った

ら 2 週間ほどの間隔を開けて検査をしてみることもよい方法です．

🔵5．FT4 正常，FT3 低値，TSH 正常の場合―低 T3 症候群―

　甲状腺以外の疾病により血中 T3 値，FT3 値が低下する状態は「低 T3 症候群」と呼ばれています．英語では "non thyroidal illness（NTI）" や "euthyroid sick syndrome" と呼ばれています．重症化すると FT4 値や TSH 値にも異常が出ることがあり，非常に紛らわしくなります．重症疾患や低栄養状態でみられますのでほとんどは入院患者さんに生じています．外来へ自分で歩いて来られる患者さんでこの状態を呈している方の典型は低体重の神経性食思不振症の患者さんです．原則として甲状腺ホルモン補充療法の適応にはなりません．原疾患の治療が優先されます．

🔵6．FT4，FT3 正常，TSH 軽度高値の場合―潜在性甲状腺機能低下症―

　FT4，FT3 が正常にもかかわらず TSH が軽度高値（4.23〜10.0 μU/mL）の状態が潜在性甲状腺機能低下症と定義されています．前述したように甲状腺機能正常と明らかな甲状腺機能低下症の中間の状態です．この状態では自覚症状が少なく，患者さん自身が気づくことはほとんどありません．潜在性甲状腺機能低下症は一般人口の 4〜10％にみられ，年齢とともに増えてくることがわかっています．それでは潜在性甲状腺機能低下症は治療の対象とすべきでしょうか．これまでに多くの研究がなされていますが，「潜在性甲状腺機能低下症でも脂質代謝に影響があり，動脈硬化をきたすため治療をすべきである」という意見と「治療は必要がない」という意見が対立しています．

　日本では日本甲状腺学会の臨床重要課題として取り上げられ，一応のコンセンサスが得られました[1]．表 4 にその内容を紹介します（2008 年ですから少し古くなってしまいました）．2024 年 6 月の時点では日本甲状腺学会の臨床重要課題に

表4　潜在性甲状腺機能低下症の治療指針

①	潜在性甲状腺機能低下症に遭遇した場合，妊娠中または妊娠を希望していれば直ちに甲状腺ホルモン補充療法を開始する（TSH を 2.0 μU/mL 以下にする）
②	一過性のものを除外するために 1〜3 ヵ月後に再検する．ヨード過剰があれば海藻摂取の制限を指示して再検する
③	再検時にTSH が 10 μU/mL を超えるようであれば甲状腺ホルモン補充療法を開始する
④	再検時に潜在性甲状腺機能低下症が持続しており，以下の状態であれば甲状腺ホルモン剤の補充を考慮する ●甲状腺腫大の縮小を希望している ●甲状腺機能低下症の症状がある ●自己抗体陽性 ●バセドウ病の術後や放射性ヨード内用療法後
⑤	85 歳以上の超高齢者では，潜在性甲状腺機能低下症であっても治療は必要ない

［網野信行ほか：潜在性甲状腺機能低下症—診断と治療の手引き．ホルモンと臨 56：705-724，2008 より引用］

「潜在性甲状腺機能異常症の診断と治療の手引き作成」として取り上げられ，新たなエビデンスを取り入れた手引きが作成されつつあります．妊娠と潜在性甲状腺機能低下症の関しては「橋本病と妊娠」（143 ページ）の項を参照してください．患者さんが妊娠を希望している場合には治療が必要になります．

　潜在性甲状腺機能低下症には一過性のものがあることに留意し，年齢とともに進行して顕在性の甲状腺機能低下症になるもの（橋本病やバセドウ病の治療後）を見逃さないことが大切です．

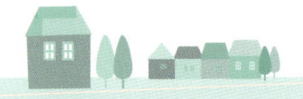

🔔 7. FT4, FT3 正常, TSH 0.61μU/mL 未満の場合—潜在性甲状腺中毒症—

　かなり昔になりますが，第一世代と言われる測定法では TSH の測定感度が悪く，5μU/mL より小さい値が測れませんでした．検査法の進歩により TSH の測定感度が上がると，TSH の正常範囲が 0.61〜4.23μU/mL であることがわかり，さらに FT4，FT3 が正常でも TSH が 0.61μU/mL 未満であるような「潜在性甲状腺中毒症」という概念が生まれました．現在では，特に TSH が持続的に 0.1μU/mL 以下であれば心房細動と骨粗鬆症の発症率が高まるため，積極的に治療が必要とされています．潜在性甲状腺中毒症の診断と治療は，明らかな甲状腺中毒症（顕性甲状腺中毒症）の診断と治療と同様です．

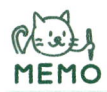

TSH ハーモナイゼーションについて

　TSH には糖鎖修飾の多様性から 10 種類以上の分子が存在するため，標準物質の分子的定義が困難です．標準物質がないということはどの測定キットが正しい測定結果を示しているのかわからないということです．日本には 10 種類の TSH 測定キットがありますが，測定値の平均値には最大 0.8μU/mL の差があったとされています．標準物質がない場合にキット間差を解消するために国際臨床化学連合が推奨しているのが各キットの測定値を平均に合わせる全方法間平均法（いわゆるハーモナイゼーション）です．ハーモナイゼーションによって 2020 年 1 月から各キット間の差は補正によって修正され，20 歳から 60 歳の日本人の TSH 正常範囲が 0.61〜4.23μU/mL と決定されました[2,3]．

Ｂ　抗 TSH 受容体抗体（TRAb），甲状腺刺激抗体（TSAb）

　健常者では，甲状腺細胞膜上に存在する TSH 受容体に TSH が結合することによって甲状腺が刺激を受け，甲状腺ホルモンが産生されます．バセドウ病では TSH 受容体に対する抗 TSH 受容体抗体（TSH receptor antibody：TRAb）が産生され，その抗体が TSH の代わりに TSH 受容体に結合することで過剰に甲状腺ホルモンが産生されます．

1.　TRAb，TSAb のどちらを測定すべき？

　TRAb とは，一般に TBII（TSH binding inhibitory immunoglobulin）のことを指しています．TBII とは TSH 受容体と標識 TSH との結合を患者血清がどれくらい阻害するか（結合阻害率；以前は％で表示されていましたが，現在は IU/L で表示されています）をみています（図 3）．つまり，患者血清中に TSH 受容体に結合する物質（抗 TSH 受容体抗体）がどれくらいあるのかを表しています．TRAb（TBII）は TSH 受容体に結合する物質（抗体）をみているだけで，その物質に甲

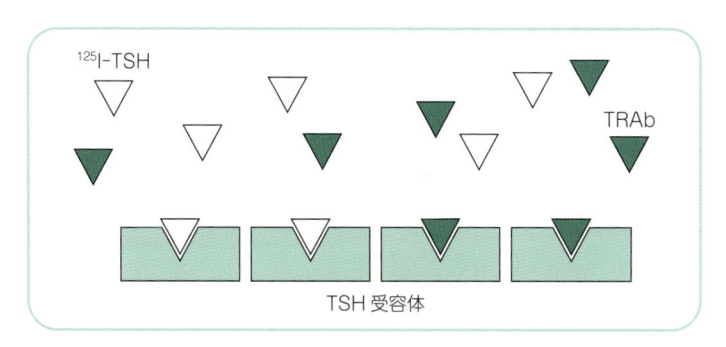

図 3　TBII（TSH binding inhibitory immunoglobulin）

TSH の結合を阻害する抗体．TSH 受容体に結合する TSH と TRAb を競合させることにより測定します．この方法は RRA 法（ラジオレセプターアッセイ）と呼ばれています．

TBII＝TRAb≠TSAb

・TRAb は TSH 受容体に結合する物質を測定している
・TSAb：甲状腺刺激抗体
・TSBAb：甲状腺刺激阻害抗体

TRAb 高値なのに甲状腺機能低下症の症例も存在する

TRAb＝TSAb＋TSBAb＋刺激も阻害もしない抗体

図4　TRAb と TSAb の関係

状腺ホルモン産生を促す力（生物活性）がどれくらいあるかをみているわけではないことに注意が必要です（図4）．TRAb は採血後約50分で結果を得ることができます．

　甲状腺培養細胞に TSH を作用させるとサイクリック AMP（cAMP）が産生されます．患者血清中に刺激型の抗 TSH 受容体抗体（TRAb）が存在すると，患者血清を甲状腺培養細胞に作用させたときにも同じように cAMP が産生されます．この性質を利用して抗 TSH 受容体抗体（TRAb）の生物活性をみたものが TSAb（thyroid stimulating antibody，甲状腺刺激抗体）（図5）で，結果を得るのに約1週間かかります．その他に TSBAb（thyroid stimulating blocking antibody，甲状腺刺激阻害抗体）という抗体もあります．

　厳密にいうと，TRAb には甲状腺刺激性があるもの，刺激性を阻害するもの，刺激も阻害もしないものが含まれていますが，通常は甲状腺刺激性のあるものと考えてよいでしょう．TSAb は測定結果が得られるまでに時間がかかるため，日常臨床でバセドウ病を診断するときには TRAb を測定します．TRAb 陰性のバセドウ病や妊娠中には TSAb の測定が役立ちます．TRAb が陽性のまま寛解しているバセドウ病症例の判断材料にもなります．

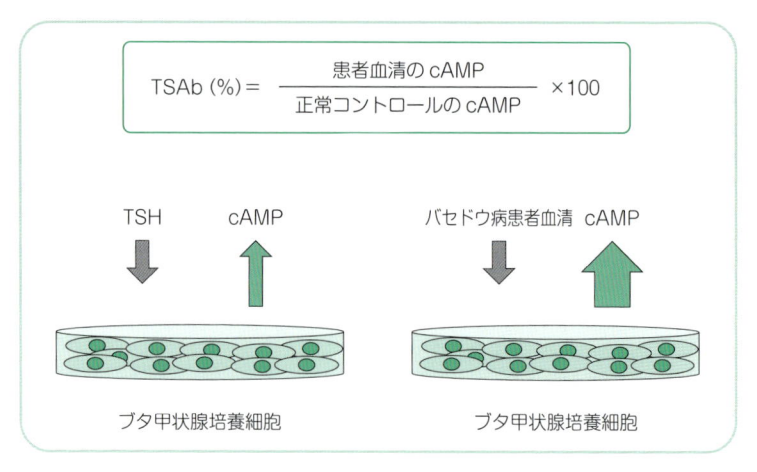

$$TSAb\ (\%) = \frac{患者血清の\ cAMP}{正常コントロールの\ cAMP} \times 100$$

図 5　TSAb（thyroid stimulating antibody，甲状腺刺激抗体）

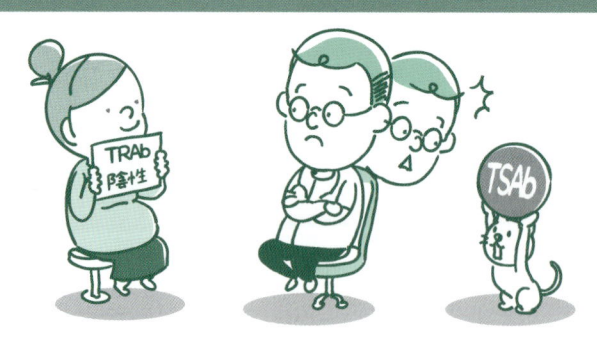

TRAb陰性のバセドウ病の診断や妊娠時は TSAbを測定！

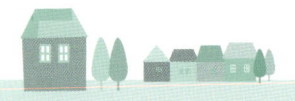

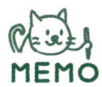

TRAb の第一世代，第二世代，第三世代とは？

　　TRAb 測定法は改良が重ねられ，感度と特異度の改善，検査結果が出るまでの時間短縮が図られてきました．

　　第一世代は 1974 年に Smith らによってはじめて開発された TRAb 測定法で，1982 年にキット化されました．液相で可溶化 TSH 受容体分画に対して標識ウシ TSH と患者血清を競合反応させるラジオレセプターアッセイ（RRA 法）でした．

　　第二世代はモノクローナル抗 TSH 受容体抗体（TRAb）を用いて TSH 受容体をプラスチックチューブに固相化したうえで標識 TSH と患者血清を競合反応させるものでした．

　　第三世代は標識 TSH の代わりに M22 抗体という TSH binding pocket を認識する標識抗体を患者血清と競合反応させるもので，ECLIA 法や ELISA 法が用いられるようになりました．第三世代では非常に短時間に感度，特異度ともに優れた結果が得られるようになりましたが（表5），それでも 100％ではないことは頭に入れておかなければなりません．

表5　TRAb 測定法の変遷

	TSH 受容体	受容体の固相化	標識リガンド	測定法	活性表示	迅速検査
第一世代	可溶化ブタ受容体		ウシ TSH	RRA	%	
第二世代	可溶化ブタ受容体	○	ブタ TSH	RRA	%	
	組換えヒト受容体	○	ウシ TSH	RRA	IU/L	
第三世代	可溶化ブタ受容体	○	M22 抗体	ELISA	IU/L	
	可溶化ブタ受容体	○	M22 抗体	ELISA	IU/L	可能

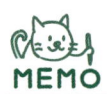

バセドウ病でも甲状腺機能低下を生じます
—ブロッキング抗体陽性のバセドウ病—

MEMO

　放射性ヨード治療や甲状腺手術を受けていないバセドウ病患者で，TRAb がかなり高値であるにもかかわらず甲状腺機能低下になっていることがあります．そういう患者さんでは，本文でも紹介した TSBAb（甲状腺刺激阻害抗体）が存在すると考えられますが，私はわかりやすく「ブロッキング抗体陽性のバセドウ病」という名称で呼んでいます．この状態になると甲状腺腫大はみられません．バセドウ病の治療中に TSBAb が出現すると，急速に甲状腺が縮小し，抗甲状腺薬を中止しても機能低下に陥ります．また，通常 TRAb は上昇します．治療は甲状腺ホルモン剤の補充療法です．

　このように，バセドウ病には甲状腺機能亢進症を示すもの，甲状腺機能正常を示すもの（バセドウ病眼症だけがある），甲状腺機能低下症を示すものがあります．

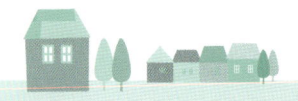

C 抗サイログロブリン抗体 (TgAb)，抗甲状腺ペルオキシダーゼ抗体 (TPOAb)

　主に橋本病の患者さんにみられる甲状腺自己抗体です．以前はサイロイドテスト，マイクロゾームテストという凝集法が用いられていました．現在は電気化学発光免疫測定法（ECLIA 法）などの免疫測定法が用いられています．検査法によって正常範囲が異なるため注意が必要です．橋本病の組織病変の有無と抗体陽性の有無はよく相関します．血清 TgAb か TPOAb が陽性であれば，橋本病の組織病変があると考えてよいと思われます．

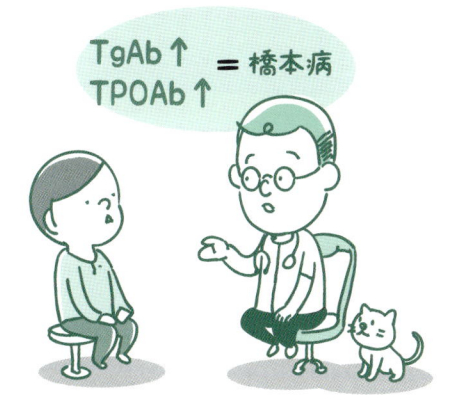

D　サイログロブリン (Tg)

　Tg は甲状腺だけに存在する蛋白です．したがって，最も診断価値が高いのは甲状腺癌で甲状腺を全摘している患者(かつ放射性ヨード内用療法にて残存甲状腺のアブレーション後)においての測定です．甲状腺がないのに血中 Tg が高いということは，どこかに分化型の甲状腺癌の再発がみられるということになるからです．極論すれば分化型甲状腺癌の経過観察は血液検査だけで可能ということになります．ただしいくつかの留意点があります．

　第一に，TgAb が存在すると Tg 測定系（ELISA サンドイッチ法）が影響を受けるため，Tg の値は低値になります．TgAb を同時に測定することが必要です．

　第二に，低分化癌や未分化癌では，多くの場合 Tg が低値です．

　第三に，甲状腺が完全に廃絶されていることが必要です．つまり甲状腺全摘術と放射性ヨード内用療法によるアブレーション（廃絶）が行われていることが条件となります．

　第四に，頸部の小さなリンパ節転移では血中 Tg が増加しないことが多いため，定期的な頸部超音波検査が必要です．

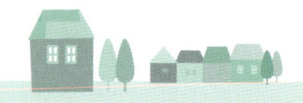

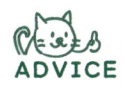

血中サイログロブリン（Tg）が増加するとき

　　血中 Tg だけで甲状腺結節の良性，悪性の診断はできません．また血中の Tg 値は，甲状腺癌だけではなくヨード欠乏，良性甲状腺結節，バセドウ病，橋本病，無痛性甲状腺炎，亜急性甲状腺炎で高値をとることが多いことを知っていることも大切です．つまり，甲状腺の物理的破壊，自己免疫的炎症により血中 Tg 値は上昇します．「頸部が痛い」という患者でそれが甲状腺によるものかどうかを鑑別するときには，血中 Tg を測定することにより甲状腺疾患の除外診断が可能です（もちろん甲状腺超音波検査は必要です）．甲状腺囊胞内出血，亜急性甲状腺炎，急性化膿性甲状腺炎では血中 Tg 値は上昇しますが，結節性病変以外では保険適用はありません．また，患者さんの甲状腺触診を念入りに強めに行ったあとには血中 Tg 値が上昇します．強い触診により Tg が血中にしみ出すようです．

 ## カルシトニン

　血中カルシトニンは甲状腺髄様癌で特異的に上昇します．甲状腺超音波検査では良性と診断されてしまうことがあるため，髄様癌を疑った場合には有用な検査になります．結節があるからといってスクリーニング的に検査をすることは推奨されていません．日本甲状腺学会のガイドラインでは，表 6 に示す場合に行うよう推奨しています．

表6　カルシトニン測定が推奨されるとき

①	超音波検査や穿刺吸引細胞診で甲状腺髄様癌が疑われるとき
②	高CEA血症を呈するとき
③	副甲状腺機能亢進症や褐色細胞腫を合併しているとき
④	甲状腺髄様癌の家族歴があるとき

[日本甲状腺学会（編）：甲状腺結節取り扱い診療ガイドライン2013年版，南江堂，東京，p125，2013より引用]

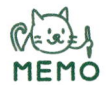

甲状腺専門クリニックでの検査

　著者が院長を務めるくぼたクリニック（以下，当院）の現況を紹介させていただきます．本文で紹介した甲状腺の検査は小さなクリニックでも迅速に行うことが可能です．当院で採用している検査機器はロシュ・ダイアグノスティックス社のcobas e411です．ECLIA法を用いており，大きさは1,200 mm（幅）×730 mm（奥行）×800 mm（高さ）で，重量は180 kgと非常にコンパクトな測定装置です（図6）．検査結果が出るまでの平均時間を表にしてみました（表7）．これは採血後，静置，遠心分離を経て結果が出るまでの時間です．驚くほど短い時間ですから，ほとんどの患者さんが結果を聞いて帰ることができます．TBIIが開発されバセドウ病の診断にTRAb値を用いることができるようになったことは画期的だったのですが，昔は放射性物質を用いたラジオイムノアッセイであり，結果が出るのには時間がかかっていました．今や検査機器の発達によりバセドウ病の診断が1時間足らずでできるようになったとは夢のようです．

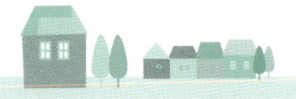

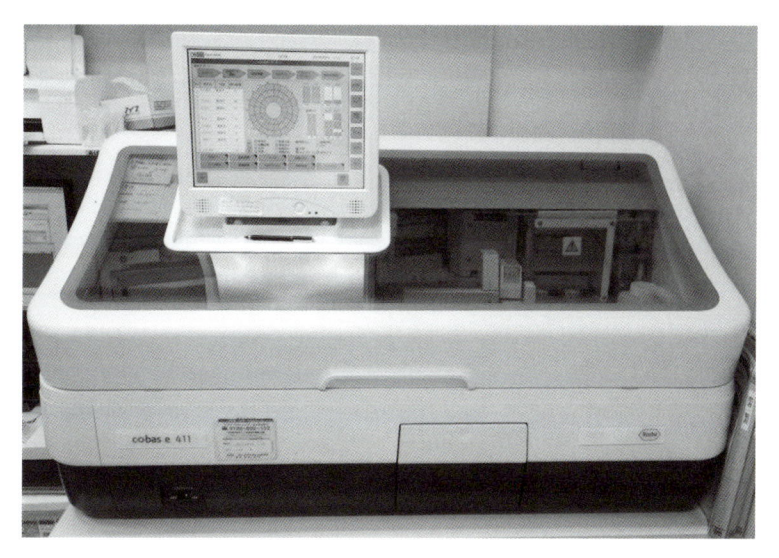

図 6　cobas e411（ロシュ・ダイアグノスティックス社）

表 7　クリニックでの検査時間―採血後結果が出るまでの実測値―

検査項目	平均時間(分)
TSH, FT4	30.0
TSH, FT4, 総コレステロール	32.2
TSH, FT4, TRAb	46.5
TSH, FT4, TgAb, TPOAb	34.0
TSH, FT4, FT3, TgAb, TPOAb	41.0
TSH, FT4, TRAb, 血算，総コレステロール	44.8

表8　超音波検査でわかること

> ●結節，囊胞の有無　●甲状腺周囲のリンパ節腫大　●甲状腺腫大の程度
> ●甲状腺内血流の程度　●炎症

注：触診で異常を感じたら超音波検査をしておくほうがよいでしょう．

F　画像検査

　この本では診療所を想定していますので，使える検査は超音波検査と頸部のX線撮影くらいでしょう．CTやMRIは進行甲状腺癌の浸潤をみたり，縦隔甲状腺腫を確認する必要があるときに有効ですが，普段は超音波検査が最も有効で役に立ちます．

1．超音波検査

　甲状腺診療においては非侵襲的に簡便に行える非常に有力なツールです．得られる情報も多く，良性結節，乳頭癌，炎症などの診断に役立ちます（表8）．甲状腺乳頭癌の場合，熟練した甲状腺専門医であればエコー診断と細胞診による診断の一致率は85％程度です．

2．頸部軟線撮影

　得られる有力な情報は気管変位と気道狭窄の有無です．バセドウ病，橋本病などの巨大なびまん性甲状腺種でも生じることがあるので注意が必要です．特に正面写真で気管の幅が7mm以下であれば窒息の危険性が高まりますので，専門病院へ紹介する必要があります．

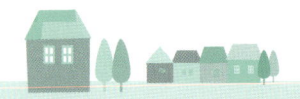

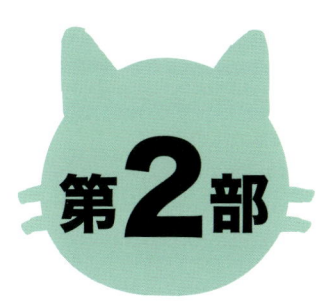

第2部

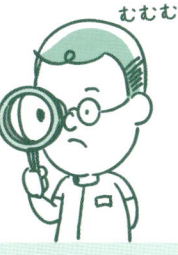
むむむ

あなたの患者さんはどのパターン？
フローチャートで診断しよう！

フローチャートで診断しよう

診断に際しては甲状腺疾患の3つの指標を思い出してください．すなわち，

①甲状腺ホルモン値が高いか低いか

②甲状腺に結節があるかないか

③甲状腺に痛みがあるかないか　　　　　　の3つです．

この3つの指標でまず考えてみましょう．

　甲状腺疾患を疑うことが重要であることは前に述べました．症状と生化学検査から甲状腺中毒症か甲状腺機能低下症を疑った場合と，触診で甲状腺にびまん性腫大があるときには，必ず甲状腺ホルモン値が高いか低いかをチェックすることが必要です．

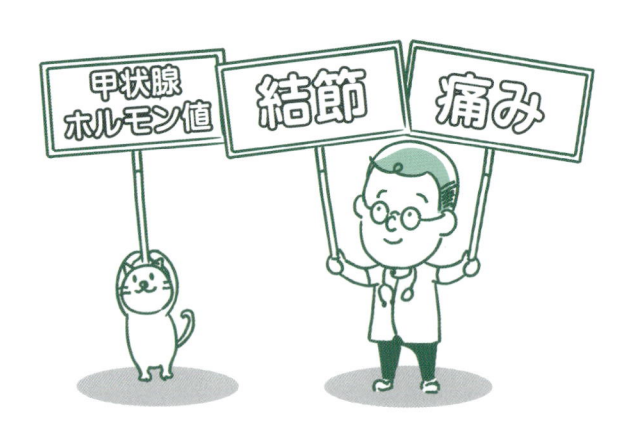

A 甲状腺機能異常が少し疑われるとき

甲状腺疾患を疑うきっかけとその手順は以下の通りです.

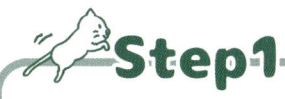 **Step1**

問診,生化学検査の異常値,触診と視診によって,甲状腺に異常があるかもしれないという疑いを持ちます.

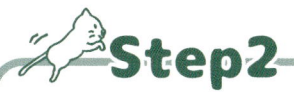 **Step2**

甲状腺機能異常が疑われるときには当然,甲状腺ホルモン測定をオーダーしたくなりますが,空振りすると患者さんの費用も馬鹿になりません.甲状腺機能異常を強く疑っているわけではないものの甲状腺機能を確認しておきたいときには,TSHだけ測定することをお勧めします.TSHが正常ならば通常は甲状腺機能正常と考えてよいからです[TSH測定費用98点,生化学検査判断料144点;計242点(2024年6月現在)].

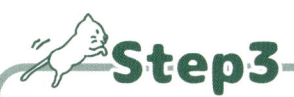 **Step3**

TSHが低値であれば甲状腺中毒症,TSHが高値であれば甲状腺機能低下症です.甲状腺中毒症と甲状腺機能低下症の鑑別フローチャートに進みます.

TSH↑＝甲状腺機能低下症

 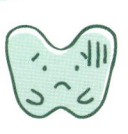 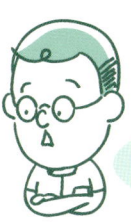

TSH↓＝甲状腺中毒症

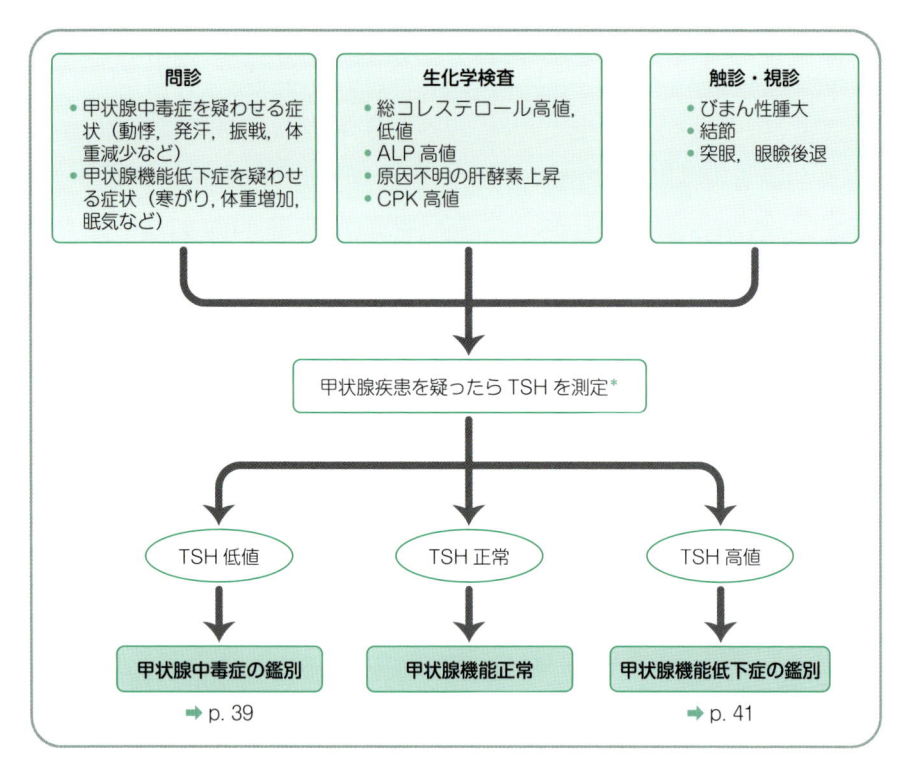

図 1　甲状腺疾患を疑うきっかけ

* ：費用対効果を考えて，あえて TSH だけにしました．甲状腺疾患の可能性が高ければ TSH と
　FT4 の同時測定が望ましいと思います．

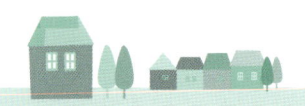

B 甲状腺中毒症の鑑別

　TRAb 陰性のバセドウ病では放射性ヨード摂取率検査で確定診断をします．摂取率検査ができない場合は，2 週間後の甲状腺ホルモン値の変動をみること，および甲状腺エコーで甲状腺内の血流をみることで診断に近づくことができます．バセドウ病では甲状腺内の血流が増加しており，無痛性甲状腺炎では低下しています．

　甲状腺中毒症の診断で最も注意すべきことは，無痛性甲状腺炎をバセドウ病と間違わないことです．バセドウ病に用いられる抗甲状腺薬には時に重篤な副作用が出現します．もしも診断を確定しないまま，無痛性甲状腺炎に抗甲状腺薬を投与して副作用が出たら大変なことになります．TRAb が陰性のときにはバセドウ病であるかどうかを慎重に判断してから治療を開始してください．機能性結節（プランマー病）に対しては禁忌ではありませんが，通常は甲状腺機能亢進の程度は軽いので治療を急ぐ必要はありません．

甲状腺中毒症の鑑別手順は以下の通りです.

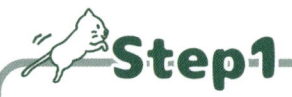
Step1

TSH, FT4, FT3 を測定します. FT4, FT3 高値, TSH 低値, または FT4, FT3 正常, TSH 低値であれば甲状腺中毒症です. このパターンから外れている場合は専門医に紹介してください. バセドウ病, 無痛性甲状腺炎, 亜急性甲状腺炎, 機能性結節（プランマー病）の 4 疾患を考えます. 甲状腺ホルモン剤の過剰内服の場合もありますが, ここでは考えないでおきます.

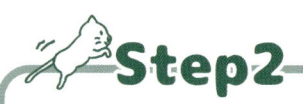
Step2

TRAb を測定します. TRAb が陽性ならば 99%バセドウ病と診断できます. TRAb 陰性のバセドウ病と, まれに TRAb 陽性の無痛性甲状腺炎があることに注意します.

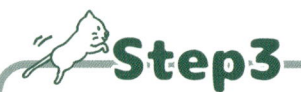
Step3

TRAb が陰性のときは甲状腺の圧痛の有無を確認し, CRP を測定します. 甲状腺に圧痛があれば亜急性甲状腺炎と考えてよいでしょう. CRP 陽性で, 甲状腺の痛みに一致した低エコー（炎症）像が確認できれば診断確定です.

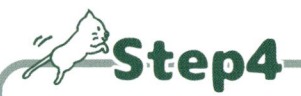
Step4

TRAb 陰性で痛みがないときは, 無痛性甲状腺炎または機能性結節（プランマー病）です. 機能性結節はシンチグラフィーで確定診断をします. 放射性ヨード摂取率検査が行えないときの無痛性甲状腺炎の診断には, 甲状腺ホルモン値の変動をみます. 無痛性甲状腺炎であれば, 多くの場合 2 週間後には甲状腺ホルモン値が低下する方向へ変化していますので, 診断の補助になります.

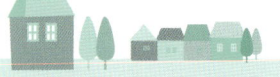

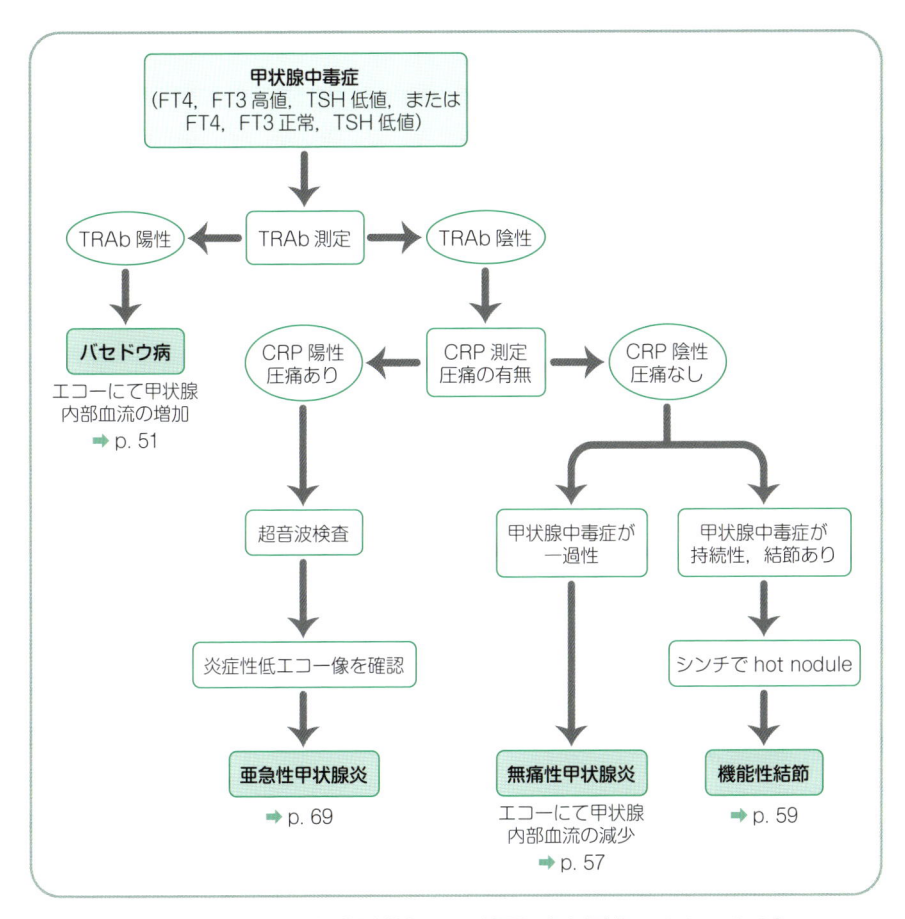

図2　甲状腺中毒症の鑑別（放射性ヨード摂取率を測定できないとき）

C **甲状腺機能低下症の鑑別**

甲状腺機能低下症の鑑別手順は以下の通りです.

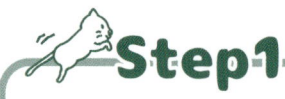

FT4, FT3, TSH を測定します. FT4, FT3 低値, TSH 高値, または FT4, FT3 正常, TSH 高値であれば甲状腺機能低下症です. 何度も記述しますが, このパターンから外れている場合は専門医に紹介してください.

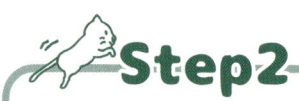

甲状腺の治療歴を聞いてください. バセドウ病で放射性ヨード内用療法を受けたことがあったり, 悪性腫瘍で放射線の頸部外照射を受けたりしたことがないかを聴取しておく必要があります. 甲状腺機能低下症を生じる薬剤の投与を受けていないかも聞いておきましょう.

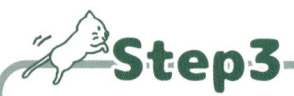

TgAb, TPOAb を測定します. 陽性ならば橋本病と診断できます. 原発性甲状腺機能低下症の原因として最も多いのが橋本病です. 橋本病の 95% に甲状腺に対する自己抗体が検出されるため診断は容易です.

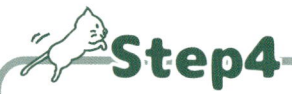

陰性ならば甲状腺エコーで嚢胞の多発がないか調べます. 多発嚢胞があれば Polycystic Thyroid Disease（多嚢胞性甲状腺疾患）と診断してよいでしょう.

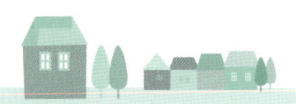

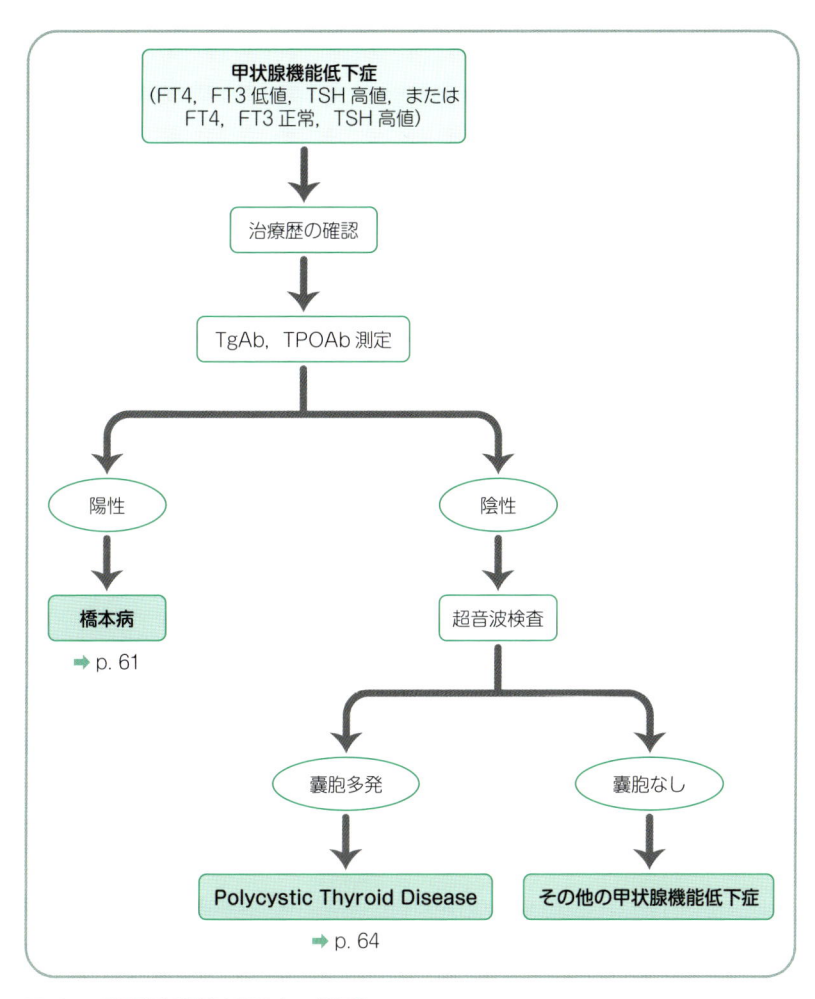

図 3　甲状腺機能低下症の鑑別

D　甲状腺に痛みがあるとき

　甲状腺の痛みから診断を考えてみます．痛みを生じる甲状腺疾患は多くありません．ただし，首が痛いという訴えがあっても必ずしも甲状腺が原因ではありません．甲状腺の痛みなのかどうかは甲状腺の触診と超音波検査で確認できます．

　甲状腺に痛みを生じる疾患を表にしました（表 1）．

　これらの疾患のなかでも比較的多いのが甲状腺嚢胞内出血と亜急性甲状腺炎ですが，それでもめったに出合いません．一般内科の医師であれば一度も診察したことがないという方が多いでしょう．プライマリケアでは亜急性甲状腺炎と急性化膿性甲状腺炎の鑑別を間違えなければ，大きな問題になることはないと思います．急性化膿性甲状腺炎にステロイド剤を投与すると悪化するため，この疾患ではないことを確認してから治療を開始します．痛みのある甲状腺疾患では表中の①②③④を鑑別できれば十分です．

表 1　甲状腺に痛みを生じる疾患

① 亜急性甲状腺炎	④ 甲状腺嚢胞内出血	⑦ 甲状腺アミロイドーシス
② 橋本病急性増悪	⑤ 甲状腺未分化癌	⑧ 有痛性バセドウ病
③ 急性化膿性甲状腺炎	⑥ 甲状腺内奇形腫	⑨ 放射線性甲状腺炎

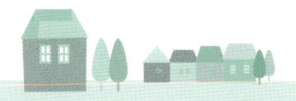

甲状腺に痛みがあるときの鑑別手順は以下の通りです.

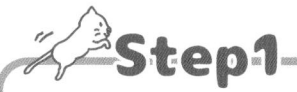
Step1

破壊性甲状腺炎（亜急性甲状腺炎や無痛性甲状腺炎のように，甲状腺が壊れているにもかかわらず甲状腺中毒症を生じる状態を指します）の存在をみるために，FT4，FT3，TSH を測定します．亜急性甲状腺炎と橋本病急性増悪では甲状腺中毒症を示します．甲状腺嚢胞内出血と急性化膿性甲状腺炎では軽度の甲状腺中毒症を起こすこともありますが，珍しいと言ってよいでしょう.

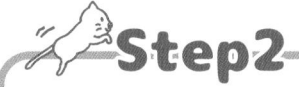
Step2

甲状腺超音波検査を行います．甲状腺嚢胞内出血はエコー像で診断が確定できます．亜急性甲状腺炎，橋本病急性増悪では痛みに一致した炎症性低エコー像がみられます．急性化膿性甲状腺炎では膿が確認できれば診断できますが，初期の像は炎症像だけであるため鑑別が難しいことがあります．急性化膿性甲状腺炎はほとんどが左側に生じることも参考になります.

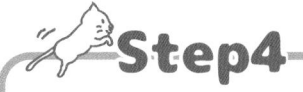
Step3

念のため CRP を測定します．亜急性甲状腺炎，橋本病急性増悪，急性化膿性甲状腺炎，甲状腺嚢胞内出血では，すべて高値になります.

Step4

TgAb，TPOAb を測定します．強陽性であれば橋本病急性増悪の可能性が高くなります.

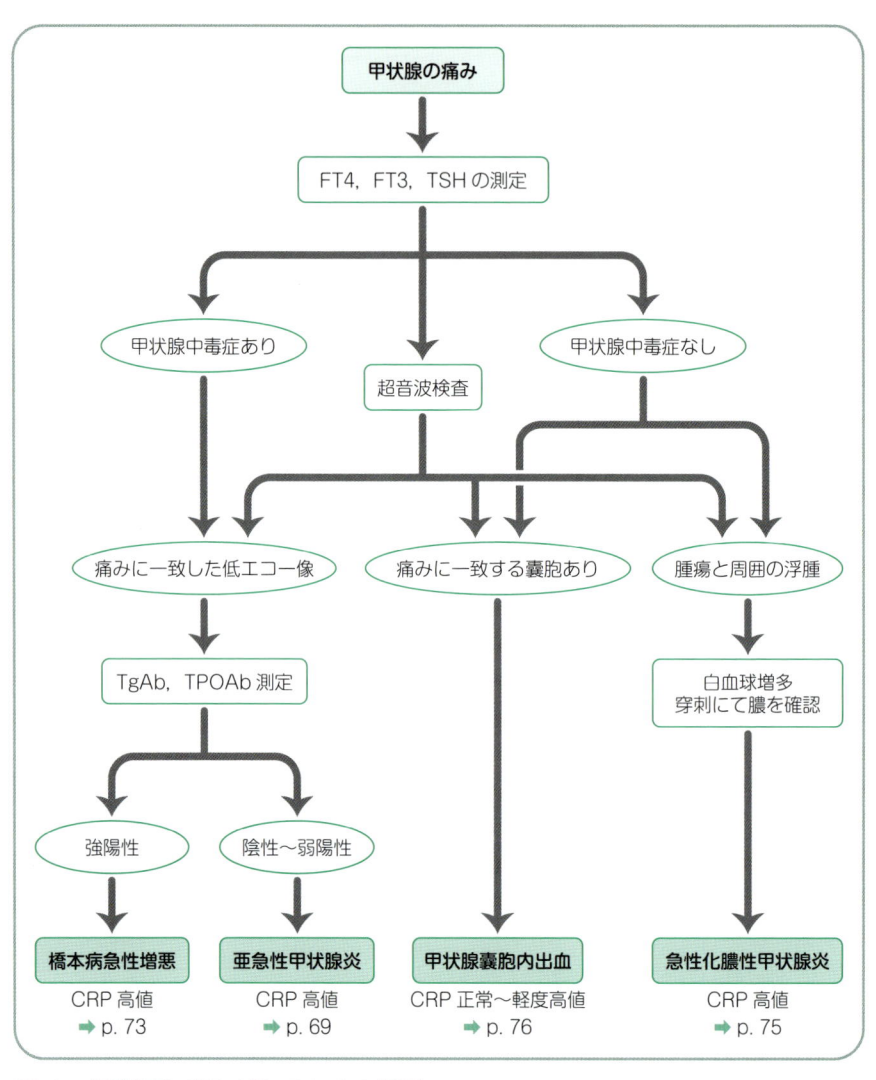

図 4　甲状腺に痛みがあるときの鑑別

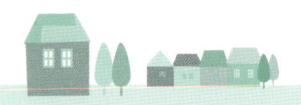

E 甲状腺に結節を触知するとき

「結節性甲状腺腫」という用語がありますが，これは良性も悪性も含んだ甲状腺に結節があるものの総称です．良性のものは腺腫様甲状腺腫（腺腫様結節）と濾胞腺腫です．悪性のものには乳頭癌，濾胞癌，髄様癌，未分化癌があります．乳頭癌は甲状腺癌の9割を占めています．乳頭癌は細胞診で判定できますが，濾胞癌の判定はできないことをしっかり理解しておく必要があります．濾胞癌は術後の組織所見によってしか診断ができないからです．したがって術前での濾胞癌と，腺腫様甲状腺腫（腺腫様結節），濾胞腺腫との鑑別は容易ではありません．

結節に関しては経過観察でよいか，細胞診を依頼するべきかの判断が重要になります．判断基準[4]を要約すると，充実性結節の場合は，

- 5mm以上で悪性の疑いがあれば行う
- 2cm以上であれば良性，悪性所見にかかわらず行う
- 2cm未満で良性と思われる場合は行わない

というものです．米国甲状腺学会のガイドライン[5]では10mm以下の結節には細胞診を勧めていません．10mm以下であれば，たとえ癌であっても経過観察が選択されることが多いので，あえて積極的に見つける必要がないという考えがベースにあります．

囊胞性結節の場合は，

- 単純囊胞であれば細胞診は必要なし
- 囊胞内に充実性部分があり1cmを超えていれば細胞診を行う
- 囊胞内の充実性部分に悪性所見があれば細胞診を行う

ということになります．

甲状腺結節の鑑別手順は以下の通りです.

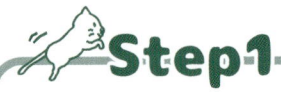

Step1

機能性結節（プランマー病）を除外するため FT4, FT3, TSH を測定します.

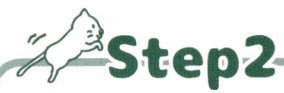

Step2

Tg, TgAb を測定します（分化型甲状腺癌で血中 Tg が異常高値を示す場合, 大きな転移巣の存在を示唆していることがあります）.

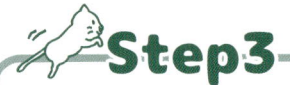

Step3

甲状腺超音波検査を行います.

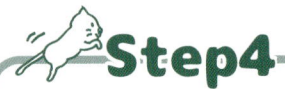

Step4

超音波所見を元に甲状腺学会のガイドライン[4]に沿って細胞診の必要性を判断します.

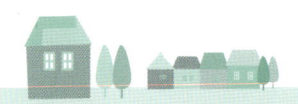

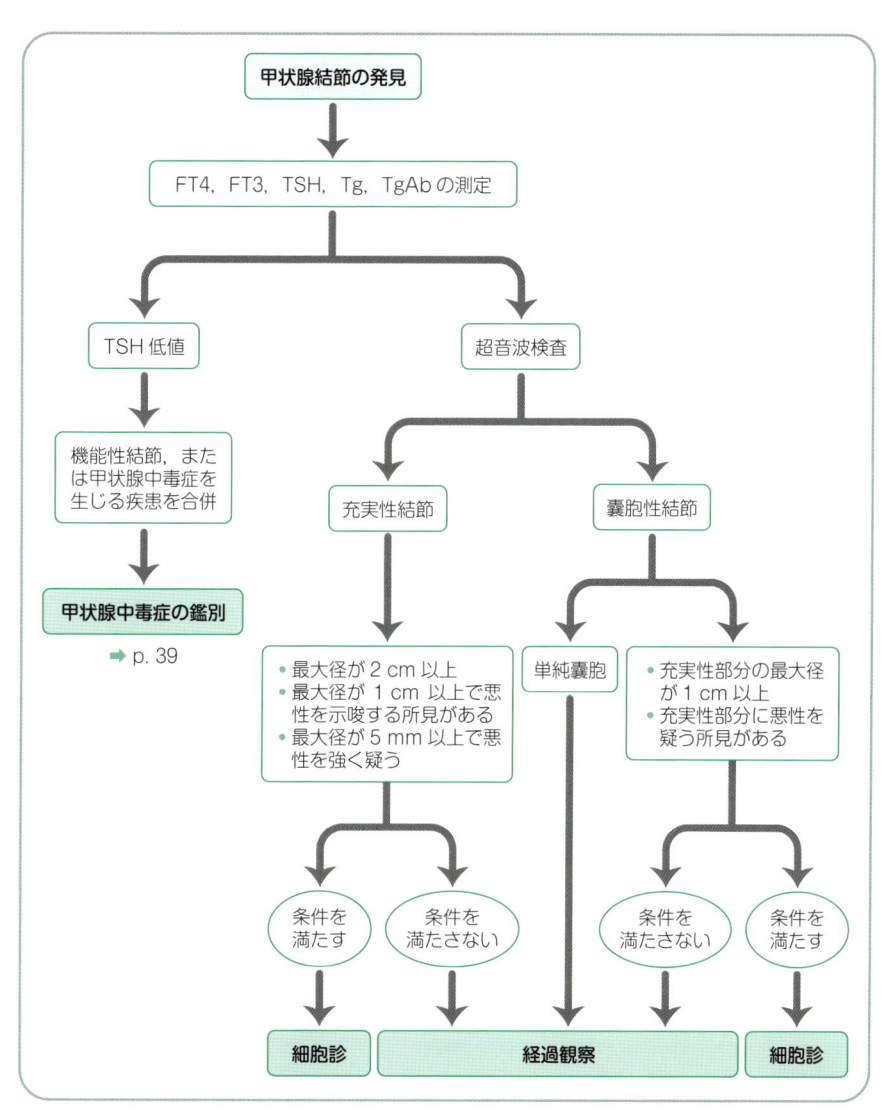

図 5　甲状腺結節の鑑別

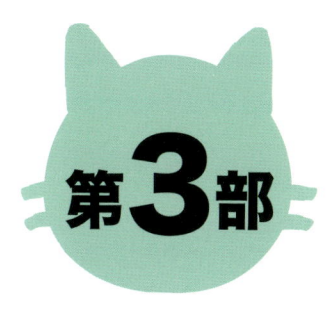

第**3**部

整理しておこう！
各疾患の基礎知識

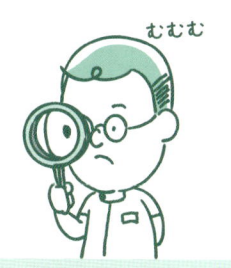

むむむ

各疾患の基礎知識

　代表的な疾患について解説します．前項までの分類にしたがい，外来で遭遇する可能性の高いと思われるものを列挙します．

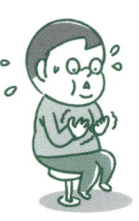
1　甲状腺中毒症を生じる疾患
- バセドウ病
- 無痛性甲状腺炎
- 機能性結節（プランマー病）
- 亜急性甲状腺炎

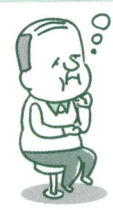
2　甲状腺機能低下症を生じる疾患
- 橋本病
- Polycystic Thyroid Disease（多嚢胞性甲状腺疾患）

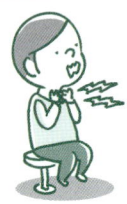
3　甲状腺に痛みが生じる疾患
- 亜急性甲状腺炎
- 橋本病急性増悪
- 急性化膿性甲状腺炎
- 甲状腺嚢胞内出血

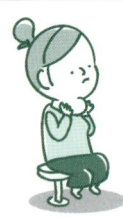
4　甲状腺に結節を生じる疾患
- 腺腫様結節
- 甲状腺嚢胞
- 甲状腺癌（乳頭癌，濾胞癌，髄様癌，未分化癌）
- 悪性リンパ腫

注；亜急性甲状腺炎（69 ページ参照）は甲状腺中毒症を生じ，痛みを生じる疾患でもあるため，分類 1 と 3 の両方にあげました．

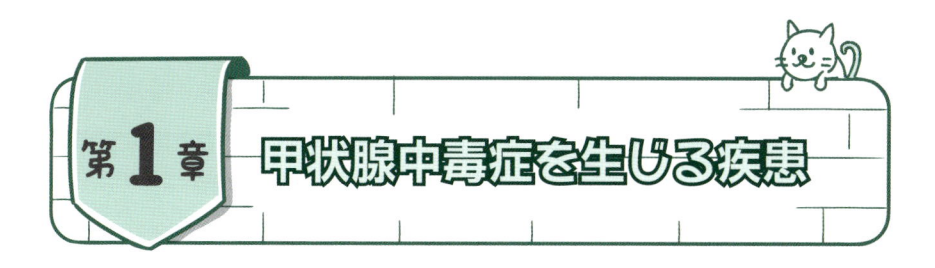

 バセドウ病

　甲状腺外来ではよく出合う疾患です．抗甲状腺薬の使い方，抗甲状腺薬による副作用が生じたときの対応，抗甲状腺薬のやめ方，妊娠時の対応，バセドウ病眼症への対応などさまざまな知識が必要であるため，治療に熟練していても難しさを感じさせる疾患です．

3つの指標

①甲状腺ホルモン値が高い．

②結節がない（ただし偶然の結節の合併はあります）．

③痛みがない（有痛性バセドウ病というまれな状態は存在します）．

1.　おさえておきたい病態

　甲状腺細胞膜上に存在する TSH 受容体に対して抗 TSH 受容体抗体（TRAb）が産生されるようになる自己免疫疾患です．TSH 受容体に TRAb が結合することで甲状腺ホルモンの過剰分泌（甲状腺機能亢進症）が生じるのが，この疾患の主要な病態です．自己抗体が TSH と同じように生物活性を持つとは，なんと不思議なことかと思いませんか？　それも前述したブロッキング抗体のように TSH 受容体の抗体結合部位が変わることで生物活性が失われることもあるのです．

　TSH 受容体は眼窩組織や皮膚組織にも発現しているため，TRAb が結合すると眼窩後部組織，外眼筋や眼瞼の炎症が生じ，バセドウ病眼症と言われる病態を生じます．皮膚に炎症が起こると前脛骨部粘液水腫と呼ばれる皮膚病変を生じます．

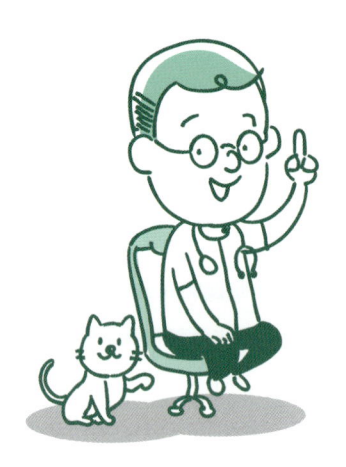

🐟 2.　見逃すべからず！　この症状と所見

🐟 a 甲状腺中毒症による症状

「問診―自覚症状をきいてみよう―」（4 ページ）で述べた内容と同じですが，もう一度記載しておきます．

- **成人**：動悸，暑がり，発汗過多，食欲亢進，体重減少，手の震え
- **小児**：成績不良，怠け，落ち着きのなさ
- **思春期**：食欲亢進による体重増加
- **高齢者**：体重減少

🐟 b 甲状腺中毒症以外による症状

上眼瞼の腫大，眼裂の開大（眼瞼後退），突眼，複視などの眼症状があります．眼症状の活動性を評価するには Clinical Activity Score（CAS）が用いられています．日本甲状腺学会のホームページ（https://www.japanthyroid.jp/doctor/img/basedou03_2023.pdf）に紹介されていますので参考にしてください．また，一般医のために甲状腺眼症専門機関への紹介基準が作成されています（図 1）．図では「バセドウ病悪性眼球突出症の診断基準と治療指針」（第 3 次案）から抜き書きしましたので参考にしてください．

粘液水腫は主に膝より下に生じる皮膚病変です．浮腫というより硬結や狭い範囲の皮膚の盛り上がりが生じます．ひどい場合は象皮状になります．

1）至急紹介すべき症例
- 症状
  - ☐ 急激な視力低下
  - ☐ 色覚異常
  - ☐ 急激な眼球突出

- 所見
  - ☐ 角膜混濁
  - ☐ 眼瞼を閉じても角膜が見える（兎眼）
  - ☐ 視神経乳頭の浮腫

2）緊急でないが紹介すべき症例
- 症状
  - ☐ 眼の過剰な違和感　　（1週間以上の加療で改善しない場合）
  - ☐ 眼の中または奥の痛み　（1～2ヵ月持続または悪化する場合）
  - ☐ 羞明　　　　　　　　（1～2ヵ月持続または悪化する場合）
  - ☐ 眼瞼の発赤・腫脹　　（1～2ヵ月持続または悪化する場合）
  - ☐ 眼球突出
  - ☐ 眼の所見の変化に対する不安感
  - ☐ 複視

- 所見
  - ☐ 眼瞼後退
  - ☐ 眼瞼または結膜の発赤や浮腫
  - ☐ 眼球運動障害や明らかな斜視
  - ☐ 複視を避けるための頭位の傾斜

- その他
  - ☐ 片眼性
  - ☐ euthyroid Graves' disease
  - ☐ hypothyroid Graves' disease

図1　一般医のための甲状腺眼症専門機関への紹介基準チェックリスト

[日本甲状腺学会：「バセドウ病悪性眼球突出症（甲状腺眼症）の診断基準と治療指針 2023」（第3次案）．https://www.japanthyroid.jp/doctor/img/basedou03_2023.pdf より許諾を得て転載]

3．どう診断するか

　第1部で解説しましたが，甲状腺中毒症があること，および TRAb が陽性であることでバセドウ病のほとんどが診断できます．放射性ヨード（またはテクネシウ

ム）甲状腺摂取率が高値であることにより確定診断がなされますが，設備のない病院では TRAb 陽性で「確からしいバセドウ病」という診断をつけて治療を開始することになります．表 1 に日本甲状腺学会の診断基準を示します．

表 1　バセドウ病の診断基準

a）臨床所見
1．頻脈，体重減少，手指振戦，発汗増加等の甲状腺中毒症所見
2．びまん性甲状腺腫大
3．眼球突出または特有の眼症状

b）検査所見
1．遊離 T4，遊離 T3 のいずれか一方または両方高値
2．TSH 低値（0.1 μU/mL 以下）
3．抗 TSH 受容体抗体（TRAb）陽性，または甲状腺刺激抗体（TSAb）陽性
4．典型例では放射性ヨウ素（またはテクネシウム）甲状腺摂取率高値，シンチグラフィでびまん性

1）バセドウ病
　a）の 1 つ以上に加えて，b）の 4 つを有するもの
2）確からしいバセドウ病
　a）の 1 つ以上に加えて，b）の 1，2，3 を有するもの
3）バセドウ病の疑い
　a）の 1 つ以上に加えて，b）の 1 と 2 を有し，遊離 T4，遊離 T3 高値が 3 ヵ月以上続くもの

＜付記＞
1．コレステロール低値，アルカリホスファターゼ高値を示すことが多い
2．遊離 T4 正常で遊離 T3 のみが高値の場合が稀にある
3．眼症状があり TRAb または TSAb 陽性であるが，遊離 T4 および TSH が基準範囲の例は euthyroid Graves' disease または euthyroid ophthalmopathy といわれる
4．高齢者の場合，臨床症状が乏しく，甲状腺腫が明らかでないことが多いので注意をする
5．小児では学力低下，身長促進，落ち着きの無さ等を認める
6．遊離 T3（pg/mL）/遊離 T4（ng/dL）比の高値は無痛性甲状腺炎の除外に参考となる
7．甲状腺血流増加・尿中ヨウ素の低下が無痛性甲状腺炎との鑑別に有用である

[日本甲状腺学会：バセドウ病の診断ガイドライン 2021．https://www.japanthyroid.jp/doctor/guideline/japanese.html#basedou より許諾を得て転載]

4. 鑑別診断のポイント

　第 1 部で示した通り，絶対に間違えてはならないのは無痛性甲状腺炎です．バセドウ病は甲状腺中毒症が持続するということを忘れてはなりません．放射性ヨードやテクネシウムが使えない施設では，TRAb が陰性ならば無治療で経過をみることが診断の決め手になります．亜急性甲状腺炎，機能性結節(プランマー病)，医原性甲状腺ホルモン中毒症（甲状腺ホルモンを含むやせ薬の過剰摂取など），TSH 受容体遺伝子異常症なども鑑別の対象になりますが，頻度からみると実際的には無痛性甲状腺炎，亜急性甲状腺炎，機能性結節との鑑別をすれば十分です．どうしても診断がつかなければ専門医へのコンサルトを行います．

5. どう治療するか

　第 4 部-第 1 章「バセドウ病の治療」(98 ページ) を参照．

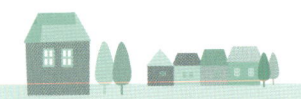

無痛性甲状腺炎

最もバセドウ病と間違われやすい一過性の甲状腺中毒症を示す疾患です.

 # 3つの指標

①甲状腺ホルモン値が高い.

②結節がない（ただし偶然の結節の合併はあります）.

③痛みがない.

1. おさえておきたい病態

　何らかの自己免疫的な機序で甲状腺濾胞から甲状腺ホルモンが血液中に漏れ出すために血中甲状腺ホルモン値が上昇します. 血中で増加した甲状腺ホルモンは自然に（無治療で）減少し, 甲状腺機能低下症を生じますが, それも一過性で多くの例では甲状腺機能は正常に戻ります. ただし, 時に永続性の甲状腺機能低下症に陥ります.

　無痛性甲状腺炎は破壊性甲状腺炎とも呼ばれています. 橋本病の慢性炎症が急性に生じた状態と考えると理解しやすいと思います. 炎症ですが, 痛みがないため英語では "painless thyroiditis" や "silent thyroiditis" と呼ばれています. 出産後に生じやすく, ステロイド治療の離脱期にも生じるので免疫抑制が急に解除された状態が引き金になるようです.

2. 見逃すべからず！　この症状と所見

　甲状腺中毒症を呈している時期には, 甲状腺中毒症による症状と甲状腺に軽度のびまん性腫大がみられます. 軽症例では, ほとんど腫大していない場合もあります. 甲状腺機能低下症を呈する時期にはそれによる症状が出現し, TSH の刺激による甲状腺腫大がみられます.

🔵 3. どう診断するか

　背景に橋本病があるため TgAb または TPOAb が陽性であることが多いのですが，陰性のこともあります．甲状腺中毒症の時期に甲状腺超音波検査を行うと内部血流が減少しています．TRAb 陰性のバセドウ病ではこの所見が鑑別診断の助けになります．日本甲状腺学会の診断基準を表2に記載します．

表2　無痛性甲状腺炎の診断基準

a）臨床所見
1．甲状腺痛を伴わない甲状腺中毒症
2．甲状腺中毒症の自然改善（通常3ヵ月以内）

b）検査所見
1．遊離T4高値（さらに遊離T3高値）
2．TSH低値（0.1 μU/mL以下）
3．抗TSH受容体抗体陰性
4．放射性ヨウ素（またはテクネシウム）甲状腺摂取率低値

1）無痛性甲状腺炎
a）およびb）の全てを有するもの

2）無痛性甲状腺炎の疑い
a）の全てとb）の1～3を有するもの

除外規定：
甲状腺ホルモンの過剰摂取例を除く

＜付記＞
1．慢性甲状腺炎（橋本病）や寛解バセドウ病の経過中に発症するものである
2．出産後数ヵ月でしばしば発症する
3．甲状腺中毒症状は軽度の場合が多い
4．回復期に甲状腺機能低下症になる例も多く，少数例は永続的低下になる．
5．急性期の甲状腺中毒症が見逃され，その後一過性の甲状腺機能低下症で気づかれることがある
6．抗TSH受容体抗体陽性例が稀にある

[日本甲状腺学会：無痛性甲状腺炎の診断ガイドライン．https://www.japanthyroid.jp/doctor/guideline/japanese.html#mutsuu より許諾を得て転載]

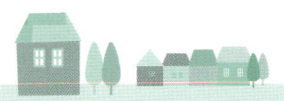

4. 鑑別診断のポイント

　甲状腺中毒症を生じる他の疾患との鑑別が必要ですが，最も問題になるのがバセドウ病との鑑別です．無痛性甲状腺炎に間違って抗甲状腺薬を使用すると効果がないばかりか，もし抗甲状腺薬特有の重篤な副作用が生じると大変です．

5. どう治療するか

　第 4 部-第 2 章「無痛性甲状腺炎の治療」（129 ページ）を参照．

C 機能性結節（プランマー病）

 **3つの指標**

①甲状腺ホルモン値が高い．

②結節がある．

③痛みがない．

1. おさえておきたい病態

　甲状腺に生じた結節が自律的に甲状腺ホルモンを産生していることを指します．通常は組織的に腺腫または腺腫様結節で良性です．甲状腺癌でも機能性を持つことがありますが，極めてまれです．TSH 受容体に活性型の遺伝子変異が起こり，結節が自律性を持ちます．単結節性のものも多結節性のものもあります．プランマー病と呼ばれることもあります．

2. 見逃すべからず！　この症状と所見

　軽度の甲状腺中毒症または潜在性甲状腺中毒症を生じますが，軽度のため自覚症状がないこともあります．結節が大きければ触診可能です．

3. どう診断するか

　甲状腺ホルモン検査では甲状腺中毒症を示しますが，通常は軽度です．超音波検査で結節を認め，TRAb は陰性です．例外はありますが TgAb，TPOAb は陰性です．診断の決め手は放射性ヨード（またはテクネシウム）シンチグラフィーによる検査です．TSH が抑制されているため正常甲状腺に放射性ヨードが取り込まれず，甲状腺ホルモンを産生している機能性結節だけに取り込まれます．

　シンチグラフィーによる検査ができなければ診断ができません．TRAb が陰性で結節があり，軽度の甲状腺中毒症が持続するときにはバセドウ病と無痛性甲状腺炎が考えにくくなります．診断確定のために検査ができる病院への紹介が必要になります．

4. どう治療するか

　放射性ヨード内用療法，手術療法，抗甲状腺薬が用いられます．この疾患はバセドウ病のように寛解にいたる可能性が少ないため抗甲状腺薬を用いる場合は中止できません．結節が整容的に問題にならない程度の大きさであれば，放射性ヨード内用療法が最も推奨されます．TSH が抑制された状態であれば放射性ヨードが結節だけに取り込まれるため，永続的な甲状腺機能低下症になることは少ないのです．

　機能性結節（プランマー病）は専門病院へ紹介するべき疾患と考えてよいでしょう．

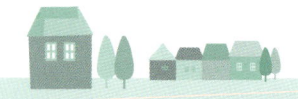

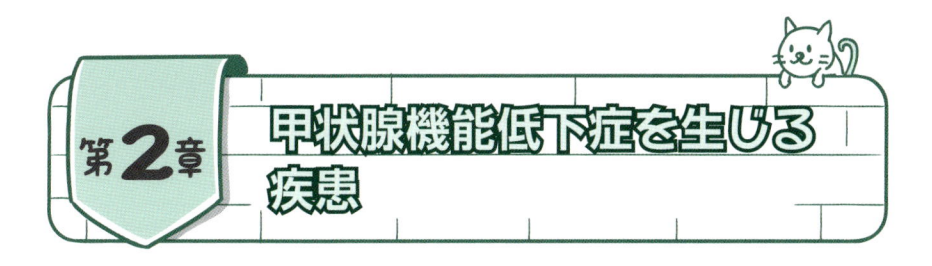

A 橋本病（慢性甲状腺炎）

3つの指標

①甲状腺ホルモン値が低い.

②結節がない（ただし偶然の結節の合併はあります）.

③痛みがない（まれに急性増悪が生じ，痛みを伴うことがあります）.

1．おさえておきたい病態

　自己免疫的機序により甲状腺に炎症が生じ，甲状腺組織が徐々に壊れていく疾患です．1912年に橋本策医師によりはじめて報告されたため橋本病と呼ばれています．橋本医師により報告された橋本病の病理像は「リンパ球浸潤」「リンパ濾胞形成」「濾胞上皮細胞の変性」「結合組織の増殖」であり，古くは橋本病の診断は病理組織所見によるものでした．現在ではサイログロブリン（Tg）と甲状腺ペルオキシダーゼ（TPO）を抗原とする自己免疫疾患であることがわかっているため，血中のTgAbとTPOAbの値が診断基準に使われています．

　TgAbとTPOAbが陽性を示すのは一般人口の15％程度です．そのうち甲状腺機能低下症を生じるのはごく一部です．大半の人は一生の間治療の必要がありません．日本甲状腺学会では抗体陽性者すべてを橋本病と診断しないよう診断基準

を定めています．抗体陽性で甲状腺腫大も甲状腺機能低下症も認めない場合は「橋本病疑い」にとどめておきます．

2．見逃すべからず！　この症状と所見

症状は，甲状腺のびまん性腫大と甲状腺機能低下症の症状の2つです．まれに甲状腺萎縮型の橋本病があり，その場合，甲状腺は触知できません．

3．どう診断するか

甲状腺腫大と TgAb または TPOAb が陽性であることが診断の決め手になります．橋本病の5%程度に，血中の TgAb，TPOAb が検出されないことがあります．甲状腺エコーで甲状腺内部の炎症像（内部エコー粗雑，低エコー）がみられれば橋本病と考えてよいでしょう．日本甲状腺学会の診断基準を表1に示します．細胞診を行うことはまずありません．

4．鑑別診断のポイント

ブロッキング抗体陽性のバセドウ病では甲状腺機能低下症を示します．TRAb を測定することで診断が可能ですが，実質的には橋本病による甲状腺機能低下症と診断しても治療方法に変わりはないため，診断が問題になることは少ないと思います．

5．どう治療するか

第4部-第3章「橋本病の治療」（136ページ）を参照．

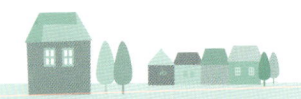

表 1　慢性甲状腺炎（橋本病）の診断基準

a）臨床所見
1．びまん性甲状腺腫大（萎縮の場合もある）
　但しバセドウ病など他の原因が認められないもの
b）検査所見
　1．抗甲状腺ペルオキシダーゼ抗体（抗 TPO 抗体）陽性
　2．抗サイログロブリン抗体陽性
　3．細胞診でリンパ球浸潤を認める

1）慢性甲状腺炎（橋本病）
　a）および b）の 1 つ以上を有するもの

〈付記〉
1．阻害型抗 TSH-R 抗体などにより萎縮性になることがある
2．他の原因が認められない原発性甲状腺機能低下症は慢性甲状腺炎（橋本病）の疑いとする
3．甲状腺機能異常も甲状腺腫大も認めないが抗 TPO 抗体およびまたは抗サイログロブリン抗体陽性の場合は慢性甲状腺炎（橋本病）の疑いとする
4．自己抗体陽性の甲状腺腫瘍は慢性甲状腺炎（橋本病）の疑いと腫瘍の合併と考える
5．甲状腺超音波検査で内部エコー低下や不均質を認めるものは慢性甲状腺炎（橋本病）の可能性が強い

[日本甲状腺学会：慢性甲状腺炎（橋本病）の診断ガイドライン. https://www.japanthyroid.jp/doctor/guideline/japanese.html#mansei より許諾を得て転載]

B Polycystic Thyroid Disease（多嚢胞性甲状腺疾患）
—まだ広く認知されていない甲状腺機能低下症—

　私が命名した疾患であるため，ここに記載すべきかどうか迷いましたが，少しず
つ知られてきているようですので手前味噌とは思いますが書いておきます．

　軽度の甲状腺腫大と甲状腺機能低下症の症状を示しているのにもかかわらず，
TgAb，TPOAb が陰性であるものは，他の原因が認められない甲状腺機能低下症
になりますので，診断基準から「橋本病疑い」という診断になります．私はそのよ
うな症例のなかに嚢胞の多発しているものが多いことが以前から気になっていま
した．細胞診ではリンパ球浸潤がありません．橋本病とは違う機序によって甲状腺
機能低下症を起こしていることに確信を持ったため，"Polycystic Thyroid Dis-
ease" と命名しました[6〜8]．

3つの指標

①甲状腺ホルモン値が低い．

②結節（嚢胞）がある．

③痛みがない．

1. おさえておきたい病態

　甲状腺自己抗体（TgAb，TPOAb）陰性で甲状腺嚢胞が多発している甲状腺機能
低下症の患者さんを分析すると，高齢者に多く，ヨード過剰摂取により甲状腺機能
低下症が生じやすいという特徴がみえてきました．組織所見では，嚢胞は濾胞が拡
大したコロイド嚢胞であること，明らかな嚢胞のない部分の濾胞にも拡大がみら
れるという特徴がありました．組織像にも一定の特徴がみられるため，ひとつの疾
患群と考えてよいと私は考えています．濾胞が拡大する原因はわかりませんが，甲

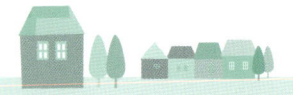

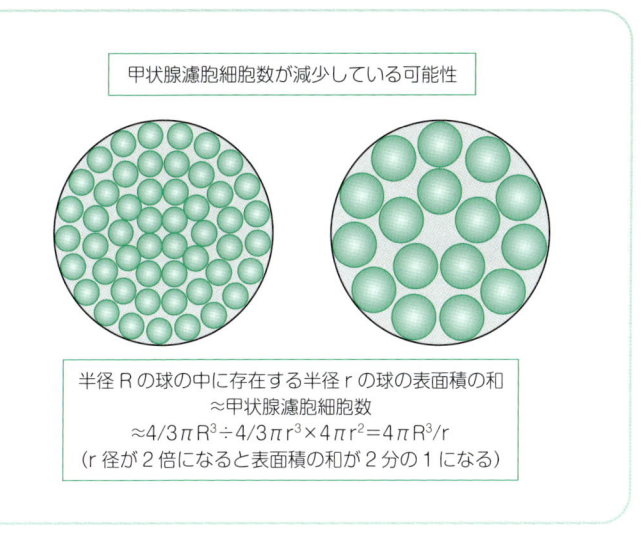

甲状腺濾胞細胞数が減少している可能性

半径 R の球の中に存在する半径 r の球の表面積の和
≒甲状腺濾胞細胞数
$\approx 4/3\pi R^3 \div 4/3\pi r^3 \times 4\pi r^2 = 4\pi R^3/r$
（r 径が 2 倍になると表面積の和が 2 分の 1 になる）

**図 1　Polycystic Thyroid Disease で甲状腺機能低下症が
生じる推定原因**

状腺全体の濾胞が拡大することにより濾胞細胞数が減少したことが甲状腺機能低下症の引き金になっていると考えられます（図 1）.

　自験例では，甲状腺専門病院を新規に受診した甲状腺機能低下症の 7.8 ％に Polycystic Thyroid Disease がみられました[3]. 想像よりも多数の患者がいることがわかり驚きました. 原因がヨード摂取と関係がある可能性はありますが，ヨード摂取の多い日本人に多いのか，ヨード摂取の少ない国外にもあるのかはまだわかっていません.

2.　見逃すべからず！　この症状と所見

　軽度の甲状腺腫大と甲状腺機能低下症の症状がみられるという点では橋本病と同様です.

🔔 3. どう診断するか

　甲状腺腫に複数の嚢胞がみられることと，TgAb と TPOAb が両者とも陰性であることで診断します．甲状腺エコーでは嚢胞のない部分がやや低エコーで粗にみえるという所見があります．エコー所見を図 2，図 3 に示します．

　表 2 に示す特徴を持つ疾患群を Polycystic Thyroid Disease（多嚢胞性甲状腺疾患）と私が命名したわけですから，今のところこれが診断基準になります．

A

FT4 （ng/dL）	0.66
TSH （μU/mL）	28.361
TgAb （IU/mL）	<28.0
TPOAb （IU/mL）	<16.0

B

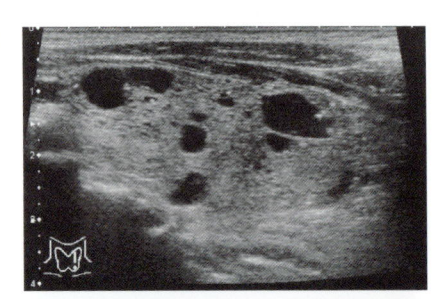

C

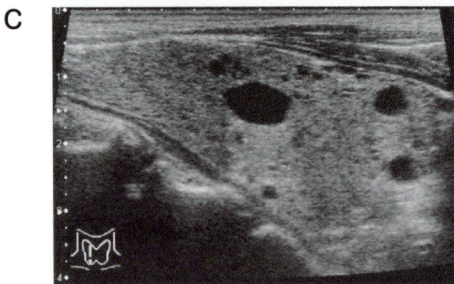

図 2　Polycystic Thyroid Disease の所見①：76 歳男性

A：甲状腺機能と自己抗体，**B**：（超音波画像）甲状腺左葉，**C**：（超音波画像）甲状腺右葉

A

FT4 （ng/dL）	0.56
TSH （μU/mL）	21.248
TgAb （IU/mL）	＜28.0
TPOAb （IU/mL）	＜16.0

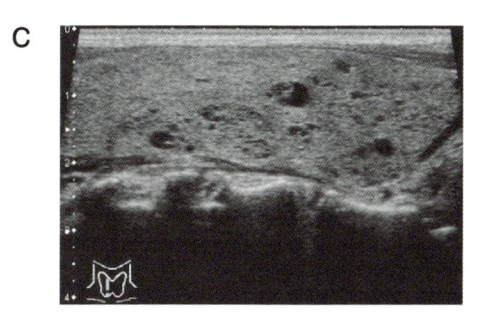

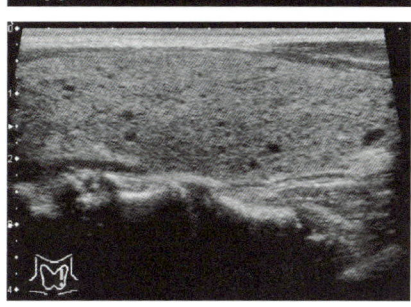

図 3　Polycystic Thyroid Disease の所見②：80 歳女性

A：甲状腺機能と自己抗体，**B**：（超音波画像）甲状腺右葉①，**C**：（超音波画像）甲状腺右葉②，**D**：（超音波画像）甲状腺左葉

表 2　Polycystic Thyroid Disease（多嚢胞性甲状腺疾患）の特徴（診断基準）

①	甲状腺機能低下症がある
②	超音波検査によって多発嚢胞が確認される
③	甲状腺自己抗体が陰性である
④	ヨード過剰摂取により甲状腺機能低下症に陥る
⑤	多発嚢胞以外の甲状腺疾患が否定される（リンパ球浸潤なし）
⑥	甲状腺機能を抑制するような薬物や放射線にさらされていない

4.　鑑別診断のポイント

　甲状腺機能低下症を生じるという点では誤って橋本病と診断しても何の問題も生じません．橋本病は自己免疫的機序で生じていますが，Polycystic Thyroid Disease ではおそらく自己免疫の関与はないと思われます．したがって，無痛性甲状腺炎や悪性リンパ腫は生じないと思われるため，将来起こりうる有害事象についての見通しも変わります．

5.　どう治療するか

　橋本病による甲状腺機能低下症と同様です．軽度の甲状腺機能低下症であれば海藻制限食で改善します．中等度以上であれば甲状腺ホルモン剤（LT4）を投与します．

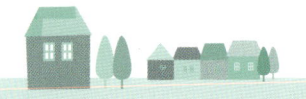

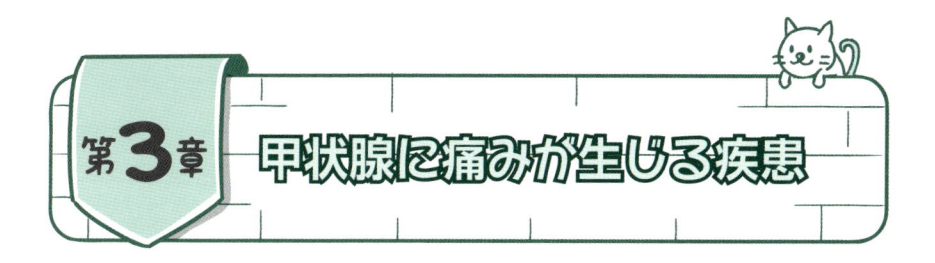

A　亜急性甲状腺炎

3つの指標

①甲状腺ホルモン値が高い.

②結節がない.

③痛みがある（まれに痛みのない亜急性甲状腺炎がみられますが, 日本甲状腺学会の診断基準では「痛みがあるもの」とされています）.

1. おさえておきたい病態

　甲状腺に生じる炎症性疾患で甲状腺内に炎症性肉芽腫が形成されますが, 自己免疫的な炎症や化膿性の炎症が原因ではありません. 原因としてウイルス感染の関与が考えられていますが証明されていません. 今のところ原因不明としか言いようがありません. 中年女性に多く, 男女比は約1：5〜8です. 不思議なことに20歳以下の子どもにはみられません.

　炎症により甲状腺濾胞が破壊され, 濾胞内の甲状腺ホルモンが血液中に漏れ出すために甲状腺中毒症を生じます. 甲状腺が腫大し, 甲状腺に痛みを生じることが特徴的です. 甲状腺中毒症は一過性で比較的軽度ですが, 炎症により全身性の発熱をきたすことがあります. 無治療で経過をみると約3ヵ月で自然に軽快する疾患

です．一過性甲状腺中毒症のあとに一過性甲状腺機能低下症に陥ることがあり，まれに永続的な甲状腺機能低下症になることがあります．

2. 見逃すべからず！ この症状と所見

　動悸，振戦，発汗過多，体重減少などの甲状腺中毒症による症状と炎症による症状がみられます．甲状腺の炎症によって甲状腺の自発痛，圧痛，嚥下痛が生じます．自発痛はなく圧痛だけみられることもあります．また，嚥下痛の訴えは咽頭炎と診断を誤ることがあるため注意が必要です．甲状腺の痛みは片葉から始まって他の片葉へ移動することがあり，「クリーピング現象」と呼ばれています．全身性の炎症により発熱を生じ，時には38℃を超えて持続しますので甲状腺の痛みが軽度の場合，不明熱として扱われてしまうことがあります．前述したように頸部触診の習慣が診断の手がかりとして重要です．

　甲状腺は片葉の一部または全部が硬く腫大していることが多く，通常その部位に圧痛を認めます（有痛性甲状腺腫）．硬く結節状のものは甲状腺乳頭癌の触診所見とよく似ているため，超音波検査のない時代には誤って手術を施行された例があります．疾患の時期によっては痛みが目立たず，時間経過とともに痛みが出現することもあります．

3. どう診断するか

　急性期には甲状腺中毒症を示しますが（TSH低値，FT4正常または増加），その程度は通常，軽度から中等度です．炎症が終息してくる時期にはTSHがまだ抑制されているにもかかわらず，FT4が低値を示すことがあります［前述「TSHはとても敏感，しかし変化はゆっくり」（15ページ）を参照］．炎症の終息後には甲状腺機能低下症を呈することもあります．急性期には抗甲状腺自己抗体（TgAb，TPOAb）が陽性になることもありますが，高力価ではありません．陽性化した抗体は数ヵ月後には陰性化します．また，急性期にはCRPまたは赤血球沈降速度は

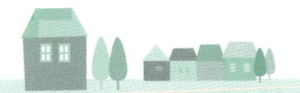

高値になります.

　甲状腺超音波検査では疼痛部に一致した低エコー像がみられます. エコーのプローブで押しながら痛みの強弱を患者さんに聞いてみるとよくわかります. 低エコー像の境界は不明瞭で, 内部エコーは不均質です. 甲状腺中毒症の時期には低エコー像内の血流がほとんどみられません. また, クリーピングに伴い低エコー像も移動します.

4. 鑑別診断のポイント

　甲状腺に痛みのある疾患のすべてを想定しておく必要があります [前述「甲状腺に痛みがあるとき」の表 1 (42 ページ) 参照]. TgAb, TPOAb が陽性の場合に最も迷うことになります. そういう症例では橋本病急性増悪との鑑別が必要になるのですが, 両者の鑑別には経過をみて判断するしかないこともあります. また, 橋本病に亜急性甲状腺炎が生じる可能性もあるわけで両者の線引きはできないこともあります. 繰り返しますが, 亜急性甲状腺炎の甲状腺中毒症をバセドウ病と診断することだけはしないようにしてください.

5. どう治療するか

　無治療でも自然に軽快するため, 痛みや発熱などの症状を患者さんが我慢できるくらい軽い場合はそのまま経過をみてもよいし, 消炎鎮痛薬を処方して様子をみます. 症状を自制できない場合はプレドニゾロン (PSL) 投与を考慮します. PSL は症状を劇的に緩和し, また炎症改善後の甲状腺機能低下症の頻度を減少させることも報告されていますので, 私は積極的に使用しています. PSL を 15 mg から開始し, 治療開始後は 2 週ごとに甲状腺ホルモンと CRP を測定しながら経過を観察します. PSL 中止 1 ヵ月後に, 炎症の再燃がないことと甲状腺機能低下症に陥っていないことを確認して治療終了とします. 炎症性低エコー像のために診断時にはみえなかった腫瘍が発見されることがあるため, 念のために治療終了か

ら3〜4ヵ月後に超音波検査で再検しておいたほうが無難です.

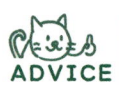
ADVICE

亜急性甲状腺炎に対するプレドニゾロン（PSL）の投与法

　従来，亜急性甲状腺炎に対してはPSLを30〜40 mg/日から開始し漸減するという方法がとられていました．これはおそらく米国の論文[9]を元にしていたものと思われます．しかし，その論文は経験によるもので，投与量と投与期間についての臨床研究が行われたことはありませんでした．
　私の経験では，PSLの量が少なくても十分効果のあることがわかっていましたので前向きの臨床研究を行いました[10]．PSLを15 mg/日から開始し，2週間ごとに5 mgずつ漸減し，6週間で治療を終了するという投与方法です（図1）．219人の亜急性甲状腺炎患者にこの方法で治療を行った結果，6週以内に治癒したものが51.6％，7〜8週で治癒したものが27.9％でした．一方で，増量を要したものは3.2％でした．従来の治療法と比べても治療効果は変わらず，副作用もほとんどみられないという良好な結果でした．私は糖尿病や胃潰瘍がないかぎりはPSL 15 mg投与を積極的に行っています．

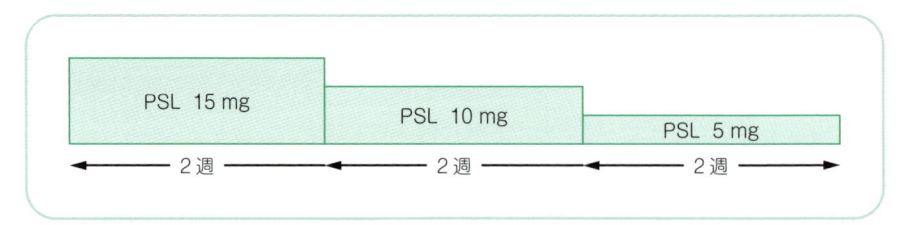

PSL 15 mg　　　　PSL 10 mg　　　　PSL 5 mg

　←―― 2週 ――→　←―― 2週 ――→　←―― 2週 ――→

図1　亜急性甲状腺炎に対するプレドニゾロン（PSL）投与法

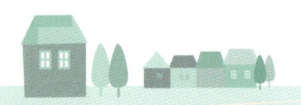

B **橋本病急性増悪**

 **3つの指標**

①甲状腺ホルモン値が高い（橋本病の程度によっては低く
　なることもあります）.

②結節がない.

③痛みがある.

1. おさえておきたい病態

　橋本病には時折, 無痛性甲状腺炎という痛みのない甲状腺の破壊が生じること
は前述した通りです. まれに痛みと発熱を伴う急性炎症が生じることが知られて
おり, 橋本病急性増悪と呼ばれています. 初期の臨床症状が亜急性甲状腺炎とそっ
くりであるため, 両者の鑑別はかなり難しくなります. 頻度は亜急性甲状腺炎より
も少ないと思われます. 急性増悪の原因や誘因はわかっていません. 一般的には破
壊性の甲状腺炎により一過性の甲状腺中毒症をきたしますが, ベースにある橋本
病が進んでおり甲状腺ホルモン産生の予備力が少ない場合は破壊性の甲状腺炎が
生じても血中の甲状腺ホルモンが高値にならないこともあります. 多くは炎症の
改善後に永続的な甲状腺機能低下症に陥ります.

2. 見逃すべからず！ この症状と所見

　亜急性甲状腺炎と同様に甲状腺中毒症による症状と炎症による症状がみられま
す. 甲状腺の炎症によって甲状腺の自発痛, 圧痛が生じます. 亜急性甲状腺炎でみ
られるようなクリーピング現象は生じません（症例数が少ないため断言はできませ
んが…）. また, やはり全身性の炎症により発熱を生じます. 橋本病で経過観察さ

れている場合が多いため，急性増悪を生じる前から甲状腺はびまん性に腫大しており，そこに痛みが生じます．触診で甲状腺は硬く感じられます．

3. どう診断するか

橋本病が基礎にあるので TPOAb，TgAb は陽性です．強陽性ならば亜急性甲状腺炎ではなく急性増悪と考えてよいでしょう．急性期には甲状腺中毒症を示し，炎症の終息により甲状腺機能低下症に移行します．超音波検査では痛みのある部分は低エコー像を示しますが，痛みのない部分は橋本病による粗雑性がみられます．また，CRP は高値になります．

4. 鑑別診断のポイント

亜急性甲状腺炎との鑑別が重要です．亜急性甲状腺炎との相違点はもともと橋本病があること，抗甲状腺自己抗体価が高値であることです．また，急性増悪には，炎症がなかなか改善せず経過が長い（3ヵ月以上）ことがある，炎症が終息したあとに甲状腺機能低下症に陥る，甲状腺腫が残るといった特徴があります．したがって，経過をみて判断する必要があります．

5. どう治療するか

亜急性甲状腺炎と同様にプレドニゾロン（PSL）の投与を行います．亜急性甲状腺炎と同様に 8 週間以内に治まることも多いのですが，時に長引き，PSL を漸減しては増量することを繰り返す必要が生じます．1 年以上に及ぶ場合は甲状腺全摘術を考慮します．

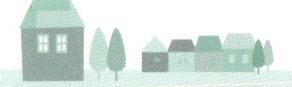

C 急性化膿性甲状腺炎

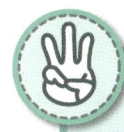

3つの指標

①甲状腺ホルモン値は正常（炎症が甲状腺実質に及ぶと甲状腺中毒症を生じることがあります）.

②結節がない.

③痛みがある.

1．おさえておきたい病態

　急性化膿性甲状腺炎は発熱と有痛性甲状腺腫を生じる疾患で，先天性の下咽頭梨状窩瘻が原因となる感染症です．初期には亜急性甲状腺炎と症状がよく似ていますので，診断の際には注意が必要です．急性化膿性甲状腺炎を亜急性甲状腺炎と誤って診断し，ステロイド剤を投与すると感染を悪化させてしまいます.

　通常，初発は小児期ですが，なかには成人発症のものもあります．また頻度は低いのですが，甲状腺実質への炎症の波及により甲状腺中毒症を示すこともあります.

2．見逃すべからず！　この症状と所見

　発熱と甲状腺部の腫大と痛みが生じ，進行すると皮膚の発赤が生じます．下咽頭梨状窩瘻はほとんどが左に発生するため，有痛性甲状腺腫も左に起こります.

3．どう診断するか

　超音波検査では膿瘍と甲状腺周囲の浮腫による低エコー像が特徴的です．細菌性感染であるため亜急性甲状腺炎と比べると白血球数が多く，CRP 値が高いとい

う特徴があります．穿刺により膿を確認することで診断が確定します．

4．鑑別診断のポイント

　亜急性甲状腺炎との鑑別が必要です．進行例では典型的なエコー所見により間違えることは少ないと思いますが，初期には膿瘍がはっきりせず鑑別が困難な例があります．

5．どう治療するか

　切開排膿と抗菌薬の投与を行います．放置すると再発しますので根本的な治療としては外科的に下咽頭梨状窩瘻を摘出することが行われてきました．最近では下咽頭梨状窩瘻の咽頭側の開口部を化学的に焼灼する方法が開発され，大きな効果を上げています．

D 甲状腺囊胞内出血

3つの指標

①甲状腺ホルモン値は正常．
②結節がある．
③痛みがある．

1．おさえておきたい病態

　甲状腺囊胞は一般検診対象者の30～50％にみられ，大きくなり整容的に問題になるとき以外は治療の必要はありません．時に甲状腺囊胞内に出血が生じると囊

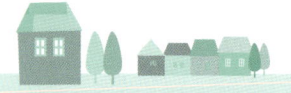

胞が大きくなり，痛みを生じることがあります．原因はわかっていません．

2.　見逃すべからず！　この症状と所見

　突然前頸部に結節が生じ，痛みを伴います．触診ではよく動く結節で圧痛もあります．全身性の発熱は伴いません．

3.　どう診断するか

　CRP が軽度に陽性になることがあります．エコーにて容易に囊胞が確認できます．甲状腺機能は正常です．出血直後にはサイログロブリン（Tg）が異常高値になります．

4.　鑑別診断のポイント

　他の有痛性甲状腺腫との鑑別が必要です．超音波検査が決め手になりますので診断で迷うことはないでしょう．

5.　どう治療するか

　囊胞の内容液を穿刺排液すると結節の縮小とともに痛みも軽減します．軽度の痛みであれば 2〜3 日で自然に消失するため，鎮痛薬で経過をみてもよいと思われます．囊胞内出血により拡大した囊胞はそのままにしておいても，約 3 ヵ月で縮小することが多いからです．

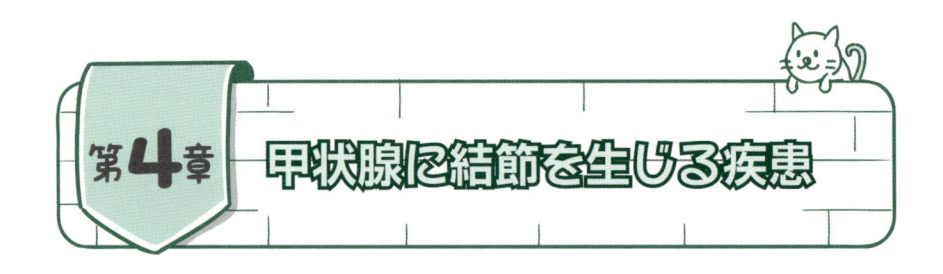

第4章　甲状腺に結節を生じる疾患

　　甲状腺に超音波検査を行うと，かなりの割合で結節性病変が見つかります．充実性結節が約20％，囊胞が30〜50％にあるとされています．触診だけで判定したかつての時代と比べると，見つかりすぎてその扱いをどうすべきかが問題になっています．日本および諸外国では診断される甲状腺癌が急増していますが，その急増した癌は直径1cm以下の微小乳頭癌（微小癌）であることがわかってきたため，実際に癌が増えたのではなく，技術の進歩により小さいものが見つかるようになっただけであると解釈されています[11]．甲状腺乳頭癌に関しては過剰診断，過剰治療に陥らないよう注意が必要です．

 ## 甲状腺の結節に関して一般内科医が知っておくべきこと

　　甲状腺の結節性病変に関し一般内科医が知っておくべきことを整理してみます．

甲状腺の結節に関して一般内科医が知っておくべきこと
① 穿刺吸引細胞診の適応
② 甲状腺乳頭癌で微小癌の場合は必ずしも手術が必要でない
③ 甲状腺濾胞癌は穿刺吸引細胞診では診断できない
④ 甲状腺癌の術後の経過観察方法
⑤ 信頼できる甲状腺外科医の所在

1. 穿刺吸引細胞診の適応

『甲状腺結節取扱い診療ガイドライン 2013』では，穿刺吸引細胞診の適応として「次のような結節は穿刺吸引細胞診を行うことを推奨する」としています（表 1）[5].

前述しましたが，米国甲状腺学会のガイドラインでは穿刺吸引細胞診の適応は 10 mm 径以上です．甲状腺に結節があったら何がなんでも細胞診で診断をつけるという時代ではないということですね.

表 1　甲状腺の結節に対する穿刺吸引細胞診の適応基準

①充実性結節
● 20 mm 径より大きい場合
● 10 mm 径より大きく，超音波検査で何らかの悪性を示唆する所見がある場合
● 5 mm 径より大きく，超音波検査で悪性を強く疑う場合
②充実性部分を伴う嚢胞性結節
● 充実性部分の径が 10 mm を超える場合
● 充実性部分に悪性を疑う超音波検査所見がある場合
③既往歴，家族歴，臨床所見で甲状腺癌の危険因子がある場合

［日本甲状腺学会（編）：甲状腺結節取扱い診療ガイドライン 2013，南江堂，東京，p59，2013 より作成］

⛄ 2.　甲状腺乳頭癌で微小癌の場合は必ずしも手術が必要でない

　他病死の剖検例において微小な甲状腺乳頭癌が高率に見出されることは知られていました．それでは甲状腺乳頭癌で微小癌を手術せずに経過をみたらどうなるでしょうか？　かなり勇気のいる臨床研究です．これを世界で最初に行ったのが日本の隈病院です．1993年から始まった研究なので，もう30年を超えました．のちに隈病院の院長になられた宮内昭先生が医局会で提案され，全員の賛同を得て開始されました．私もその場にいましたが，若かったので内心は「本当にやるの？　説明どうしよう…」というのが正直な思いでした．微小癌を穿刺吸引細胞診で診断したあとに，患者さんに説明したうえで経過観察の同意をいただくのですが，私自身は，そんなに経験がありませんでしたし，内科医なので説明するときになんとなく不安で困惑したことを思い出します．

　研究開始から10年目の時点で腫瘍径が3mm以上増大したものが8％程度であったことが報告され[12]，他の施設でも同様の結果であったため，手術をせずに経過をみる方法は徐々に世界に拡がりました．微小癌を手術せずに経過観察する方法はActive Surveillance（積極的経過観察）と呼ばれ，2015年の米国甲状腺学会の甲状腺結節と甲状腺癌のmanagement guidelineでも手術に代わる方法として認められることになりました[4]．1993年から2019年までにActive Surveillanceを受けた微小癌3,222例の調査では，3mm以上の増大は20年で6.6％と既報より少なく，リンパ節転移の出現率は1.6％と極めて低いものでした[13]．癌が大きくなってから手術してもまったく予後に問題はありません．手術すれば傷が残り，甲状腺ホルモン補充療法が一生の間必要になります．一方で，経過観察には手術によって生じるデメリットはありません[14,15]．

⛄ 3.　甲状腺濾胞癌は穿刺吸引細胞診では診断できない

　甲状腺濾胞癌の診断は細胞診ではできません．濾胞癌の診断は組織所見によって行われるからです．そのことを知らないと濾胞腺腫と濾胞癌の鑑別のために不

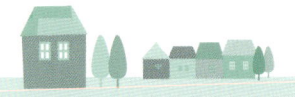

必要な細胞診を繰り返してしまうことになります．細胞診で Class Ⅲ（鑑別困難）と報告された場合，2 つの意味があります．ひとつは検体不適正で鑑別が困難な場合で，もうひとつは濾胞腺腫と濾胞癌の鑑別が困難である場合です．検体不適正の場合は細胞診を繰り返すことにより正しい診断に近づきますが，濾胞腺腫の場合はそうなりません．

4. 甲状腺癌の術後の経過観察方法

　日本では甲状腺癌の術後の経過観察は外科で行うというのが一般的かもしれませんが，甲状腺外科医が少ないため将来的に内科医が担当することも多くなると思われます．地方ではすでに内科医が診ていることもあるのではないでしょうか．甲状腺癌の術後経過観察方法を整理してみます．次の 4 つの観点で経過をみていきます（表 2）．

a 甲状腺ホルモン剤の適切な補充量を見つける

　甲状腺ホルモン剤の補充は橋本病による甲状腺機能低下症と同じですが，少しだけ注意することがあります．橋本病では TSH を正常範囲内に保てばよいのですが，甲状腺全摘術後の患者さんでは甲状腺にある脱ヨード酵素が存在しないため T4 から T3 への転換が少なくなります．血中 TSH 濃度を低く保つ（T4 を高く保

表 2　甲状腺癌の術後の経過観察方法の要点

①	甲状腺ホルモン剤の適切な補充量を見つける
②	サイログロブリン（Tg）値で経過をみる
③	甲状腺癌の局所再発の有無を検査する
④	甲状腺癌の遠隔転移の有無を検査する

つ）ことにより術前の T3 濃度と同じくらいの T3 濃度が保たれると考えられています．TSH を 0.1〜0.3 μU/mL の間に保つとよいと思います[16]．また，後述する高リスクの患者さんでは TSH を低く保つ（TSH 抑制療法）ことで予後が向上すると考えられています．症例によってはTSH を感度以下まで下げることもあります．

b　サイログロブリン（Tg）値で経過をみる

　Tg は甲状腺と分化型甲状腺癌の転移巣に存在します［前述「サイログロブリン（Tg）」（28 ページ）を参照］．すでに述べたように甲状腺全摘後かつ放射性ヨード内用療法において残存甲状腺に対するアブレーション施行後であれば，Tg は血中に存在しないはずです．定期的に Tg と TgAb を同時に測定することによって再発の可能性を感知することができます．TgAb 陰性の患者さんでは Tg 値が徐々に増加しないか，TgAb 陽性の患者さんでは TgAb が増加しないかをチェックします．血清TgAb が陽性のときには血清Tg は甲状腺癌再発のマーカーとして使用できませんが，TgAb 自体が腫瘍マーカーとして使用できるという報告があります[17]．甲状腺全摘後に甲状腺癌が完全に取り除けていれば抗原としてのTg も体内には存在しなくなるためTgAb も減少してくるはずです．甲状腺全摘後に血清TgAb が減少してこなければ癌の残存または再発の可能性があります．

c　甲状腺癌の局所再発の有無を検査する

　局所再発の有無は超音波検査で行います．葉峡部切除術後であれば残存葉への再発の有無と頸部リンパ節転移の有無をチェックします．Tg 値に変化がなければ年に 1 回程度で十分と思われます．

d　甲状腺癌の遠隔転移の有無を検査する

　遠隔転移の有無は定期的な胸部 X 線または CT でチェックしますが，この有用性はよくわかっていません．遠隔転移のほとんどは Tg 値の上昇や骨痛などの自覚

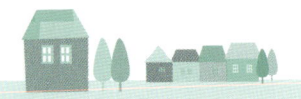

症状から発見されることが多いからです.

5. 信頼できる甲状腺外科医の存在

　内科医にとって甲状腺疾患を診るうえで意外と重要なことが甲状腺外科医の存在です.　甲状腺には手術療法が欠かせません.　甲状腺癌ではもちろんのこと, バセドウ病においても, 抗甲状腺薬の副作用が出たとき, 眼症があるとき, TRAb 高値で妊娠を望むときなどの状況で手術を選択せざるを得ないことがあります.　反回神経麻痺, 副甲状腺機能低下症, 最近では上喉頭神経麻痺まで注意して手術していただける外科医は貴重な存在です.　術後は内科で経過をみることを含めて日頃から交流を持ちたいものです.

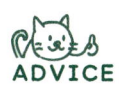

ADVICE　　**サイログロブリン（Tg）のダブリングタイム**

　隈病院の宮内昭先生が考え出された方法です.　甲状腺がない患者さんにTg が検出されれば, どこかに癌の再発か転移があることは前述しました.甲状腺を全摘し, TSH を $0.1\,\mu$U/mL 以下に抑制した状態で Tg 値を定期的に測定します.　Tg が検出されても, その値が変化しなければ腫瘍が増殖していないことを意味します.　Tg 値が徐々に上昇してもゆっくりであれば腫瘍の増殖はゆっくりで, 速ければ増殖が速いと考えられます.　Tg 値が 2 倍になるまでの時間（Tg ダブリングタイム）は甲状腺分化癌の予後と非常によく相関することがわかってきました[18].　ダブリングタイムが 1 年以下の患者さんは 10 年生存率（cause-specific survival）が 50%, 1〜3 年までの患者さんでは 95%, 3 年以上では 100% でした.　Tg ダブリングタイムの長短によって予後が推定できることは患者さんへ説明する際にも治療戦略を立てるうえでも有用です.

　ダブリングタイム・腫瘍進行予測計算機（Doubling Time & Progression Calculator）が隈病院のホームページ（https://www.kuma-h.or.jp）からダウンロードできますので利用されてはいかがでしょうか.

A　腺腫様結節（腺腫様甲状腺腫）

3つの指標

①甲状腺ホルモン値は正常 [機能性結節（プランマー病）では甲状腺中毒症を呈します].

②結節がある.

③痛みがない.

1.　おさえておきたい病態

　厳密に言うと腫瘍様病変であって腫瘍とは異なります. 甲状腺が非腫瘍性, 結節性増殖により腫大する病変と定義されています. 単発の場合は「腺腫様結節」と呼ばれ, 多発している場合は「腺腫様甲状腺腫」と呼ばれています.

2.　見逃すべからず！　この症状と所見

　大きくなると甲状腺の一部が単結節性に腫大したり, 多発結節により甲状腺が全体に腫大したりするため整容上の問題が生じます.

3.　どう診断するか

　機能性結節（プランマー病）の可能性があるため TSH, FT4, FT3 を測定しておきます. Tg と TgAb も測定しておきますが, 良悪の判断には使えません. 甲状腺超音波検査で結節に悪性所見の有無を確認します. 良性と思われても結節が 2cm 以上であれば穿刺吸引細胞診を行い, 乳頭癌を否定しておきます.

4.　鑑別診断のポイント

　濾胞癌との鑑別が問題になります [後述「甲状腺濾胞癌」（89 ページ）を参照].

5. どう治療するか

　濾胞癌の可能性が高いときや整容的に問題になるような大きさであれば，甲状腺全摘術を行います．それ以外は1年に1回程度，甲状腺超音波検査で経過観察します．

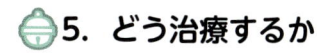 甲状腺囊胞

 **3つの指標**

①甲状腺ホルモン値は正常．

②結節がある．

③痛みがない．

1. おさえておきたい病態

　甲状腺に囊胞を持っている人は一般検診対象者の27～58％と言われています．囊胞には単純囊胞と囊胞成分を伴う結節の2つのタイプがあります．充実性部分のない単純囊胞はすべて良性と考えてよいでしょう．囊胞成分を伴う結節の充実性部分に癌が見つかることがありますので，充実性部分の性状に注意が必要です．

2. 見逃すべからず！ この症状と所見

　小さいもの（1cm以下）には何の症状もありません．1cm以上ならば触診で結節として触知できます．微小囊胞が多発しているとびまん性腫大に感じられます．

3.　どう診断するか

　超音波検査で診断できます．囊胞の超音波所見の特徴は，内部が無エコー，後方エコーの増強です．充実性部分を伴う囊胞性結節では，①充実性部分の径が 10 mm を超える場合，②充実性部分に悪性を疑うエコー所見がある場合に細胞診を行います．単純囊胞であれば穿刺吸引細胞診は必要ありません．

4.　鑑別診断のポイント

　囊胞に関しては診断を間違うことはないと思いますが，念のため囊胞内に血流がないことを確かめておいたほうがよいと思います．血流があれば囊胞ではありません．

5.　どう治療するか

　整容的に問題になるときには，注射器で囊胞液を抜き取ります．数回抜き取ってもたまってくる場合はエタノール注入療法（PEIT）を行うこともあります．PEIT を行っても再貯留するときは囊胞側の片葉切除を行います．

C 甲状腺乳頭癌

3つの指標

①甲状腺ホルモン値は正常.

②結節がある.

③痛みがない.

1.　おさえておきたい病態

　甲状腺癌の約90％を占める癌です．おとなしいものが多く，径1cm以下の微小癌を無治療で経過をみた場合，20年後に3mm以上増大するものは約6.6％であっため，微小癌では経過観察が行われています．ただし，①明らかなリンパ節転移や遠隔転移がある，②乳頭癌が気管に接しているか反回神経に近い位置にあるため近い将来，気管浸潤や反回神経麻痺を起こす可能性がある，などの患者さんには，微小癌であっても手術が勧められています．また経過をみて，大きくなったりリンパ節転移がみられたりしたら，その時点で手術が行われます．乳頭癌であっても低分化型や高リスク（表3）の患者さんでは予後が悪いので注意が必要です．

2.　見逃すべからず！　この症状と所見

　結節が大きくなり，自分で触知できるようにならないかぎり自覚症状はありません．反回神経に浸潤し麻痺が起こると嗄声が生じます．

3.　どう診断するか

　Tgの異常高値は大きな遠隔転移巣の存在を示していることがあります．甲状腺超音波検査にて悪性所見を示す結節があれば，必ず頸部のリンパ節もみておきま

表 3　甲状腺乳頭癌の高リスク例

①	腫瘍径が 5 cm を超える
②	径 3 cm 以上のリンパ節転移がある
③	内頸静脈・頸動脈・主要な神経（反回神経など）・椎前筋膜へ浸潤するリンパ節転移がある
④	累々と腫れているリンパ節転移がある
⑤	気管および食道の粘膜面を越える Ex
⑥	遠隔転移の存在

[甲状腺腫瘍診療ガイドライン 2010 年版作成委員会：CQ17 甲状腺乳頭癌に対する甲状腺（準）全摘術は甲状腺葉（峡）切除術に比べて予後を向上させるか？　甲状腺腫瘍診療ガイドライン 2010 年版, 日本内分泌外科学会/日本甲状腺外科学会（編）, 金原出版, 東京, p75-77, 2010 より作成]

す. 穿刺吸引細胞診で診断できます.

4.　鑑別診断のポイント

甲状腺に生じる他の結節（良性，悪性）との鑑別が必要です.

5.　どう治療するか

条件を満たす微小癌は経過観察します. 他のものは甲状腺の葉峡部切除術および全摘術を行います.

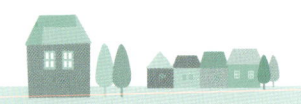

D　甲状腺濾胞癌

 **3つの指標**

①甲状腺ホルモン値は正常.

②結節がある.

③痛みがない.

1. おさえておきたい病態

　甲状腺悪性腫瘍の3〜5％を占めています. 手術後の組織で診断されるため術前診断が難しい癌です. 時に肺, 骨への転移が認められます. 病理では微少浸潤型と広汎浸潤型に分類されます. 濾胞癌の多くは微少浸潤型で, 広汎浸潤型に比べて予後がよいという特徴があります.

2. 見逃すべからず！ この症状と所見

　甲状腺の結節性腫大で自覚するか, 触診で指摘されます. 時に骨の痛みから見つかることもあります.

3. どう診断するか

　超音波検査では主に充実性の結節として描出されます. 超音波検査では内部血流, 弾性イメージングも参考にします. 診断は病理組織診断で行われます.

4. 鑑別診断のポイント

　前述したように穿刺吸引細胞診で診断ができないため, 手術をしないかぎりは腺腫様甲状腺腫との鑑別が困難です. それではどうやって手術適応を決めている

かというと経験上，怪しいものを手術しているとしか言いようがありません．「怪しいもの」の条件は，①触診で硬い，②Tg 値が 1,000 ng/mL 以上，③細胞診で Class Ⅲ以上，④結節内部が充実性，⑤内部エコーレベルが低い，⑥結節の境界が不整，⑦内部血流が多い，⑧エコー弾性イメージングで硬い部分が多いというものです[19]．結節が大きいだけで濾胞癌の可能性が高いというわけではありませんが，4 cm 以上になると整容上の問題が出てくるため手術を勧めやすいということはあると思います．

5. どう治療するか

広汎浸潤型では甲状腺全摘術と術後に放射性ヨード内用療法が行われます．微少浸潤型では片葉切除だけのこともあります．

E   甲状腺髄様癌

3つの指標

①甲状腺ホルモン値は正常．

②結節がある．

③痛みがない．

1. おさえておきたい病態

甲状腺 C 細胞由来の癌でカルシトニンを過剰に分泌します．甲状腺癌のうち約 1%を占めています．遺伝性のものと非遺伝性（散発性）のものがあります．

2. 見逃すべからず！ この症状と所見

　通常，甲状腺に結節があるだけで無症状ですが，遺伝性の多発性内分泌腫瘍症2型（MEN2）では合併する褐色細胞腫や副甲状腺機能亢進症による症状がみられることがあります．

3. どう診断するか

　超音波検査では粗大な石灰化などの疑わしい所見をみることはありますが，決め手に欠くため見逃されることが多いと思います．穿刺吸引細胞診でも正診率は100％ではありません．疑ったら血中カルシトニン値を測定することが必要です．髄様癌ではしばしばCEAも高値になります．原因不明の高CEA血症では甲状腺髄様癌を考えてカルシトニンを測定してください．カルシトニンが高値であれば甲状腺髄様癌と診断して間違いないでしょう．術後の経過もカルシトニン値がよい腫瘍マーカーになります．カルシトニンダブリングタイムはサイログロブリンダブリングタイム（前述）に先んじて考案された予後推定方法です[20]．カルシトニンダブリングタイムは甲状腺髄様癌の予後と極めてよく相関しており，ダブリングタイムが2年を超えていれば極めて予後がよいことが報告されました[21]．

4. 鑑別診断のポイント

　術前には必ずRET遺伝子診断を行い，遺伝性と散発性を区別する必要があります[22]．遺伝子変異の部位により悪性度などの重症度が予測できます．MEN2であれば血縁者の検査も必要になりますが，その際は遺伝カウンセリングの提供を考慮する必要があります．

5. どう治療するか

　遺伝性では甲状腺全摘術とリンパ節郭清を行います．散発性では病変の広がりに応じた手術が選択されます．日本では10年生存率が約90％と比較的予後良好です．

F　甲状腺未分化癌

3つの指標

①甲状腺ホルモン値は正常.

②結節がある.

③痛みがあることが多い.

1. おさえておきたい病態

　甲状腺癌の1％程度と頻度は多くありません. 進行が速く極めて予後が不良です. 診断後の平均余命は3〜6ヵ月で, 1年生存率は約15％です. 甲状腺分化癌（乳頭癌, 濾胞癌）が未分化転化して生じると考えられています.

2. 見逃すべからず！ この症状と所見

　急速に大きくなる甲状腺腫瘍が特徴で, しばしば痛みを伴います.

3. どう診断するか

　甲状腺超音波検査と穿刺吸引細胞診で診断がつきますが, 腫瘍の中心部は壊死を起こしていることが多いため細胞診の部位を選ぶ必要があります. 血液検査では白血球増多, 炎症反応陽性を示します.

4. 鑑別診断のポイント

　急速に増大する悪性リンパ腫との鑑別のほか, 痛みの観点からは亜急性甲状腺炎, 急性化膿性甲状腺炎, 甲状腺嚢胞内出血との鑑別が必要です.

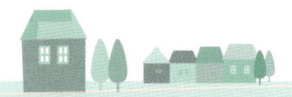

5. どう治療するか

手術で根治切除ができればある程度の予後が期待できますが，診断がついた時点で手術が困難であることも多いので，術前化学療法を行ったうえで手術療法を行い生命予後の改善を目指します．最近ではマルチキナーゼ阻害薬，BRAF 阻害薬/MEK 阻害薬などの分子標的治療薬や免疫チェックポイント阻害薬による治療により生存期間の延長が見込まれるようになっています[23]．

最も重要なことは，この疾患を疑ったときから患者さんと家族の精神面に配慮することです．抗癌薬の効果がみられ，手術ができたとしても予後が悪いことには変わりありません．緩和ケアも最初から考慮に入れる必要があります．

G 悪性リンパ腫

3つの指標

①甲状腺ホルモン値は正常または低下.

②結節がある.

③痛みがない.

1. おさえておきたい病態

橋本病を背景に発生することが多いため，自己免疫的な慢性炎症の関与が考えられています．ほとんどが B 細胞性のリンパ腫で，進行の遅い MALT リンパ腫と，甲状腺腫の急速増大をきたすびまん性大細胞型 B 細胞リンパ腫とに大別されます．

2.　見逃すべからず！　この症状と所見

　びまん性大細胞型B細胞リンパ腫では甲状腺腫の急速増大が生じるため呼吸困難を起こすことがあります．MALTリンパ腫は比較的大きな甲状腺腫大がある橋本病疑い例に対する超音波検査で指摘されます．

3.　どう診断するか

　超音波検査では，リンパ腫に特徴的なエコー像（低エコー，虫食い状）がみられます．穿刺吸引細胞診で診断されますが，疑い例では生検が必要です．

4.　鑑別診断のポイント

　MALTリンパ腫では橋本病との鑑別が難しいため，生検組織の免疫染色に加えて免疫グロブリンの遺伝子再構成やCD45ゲーティングでクローン性の解析を行います．

5.　どう治療するか

　低悪性度のMALTリンパ腫では放射線療法が選択され，びまん性大細胞型B細胞リンパ腫では化学療法と放射線療法が選択されます．5年生存率はMALTリンパ腫で約90％，びまん性大細胞型B細胞リンパ腫で約80％と比較的予後は良好です[24]．

H　甲状腺癌に対する（抗癌薬）薬物療法

　甲状腺癌は比較的予後良好な甲状腺乳頭癌が90％以上を占めており，手術が必要な例であっても，ほとんどは手術により完治します．一方，低分化の乳頭癌や甲状腺髄様癌，甲状腺未分化癌に対する有効な薬物療法は最近まで現れませんでした．2000年代に入り，分子標的治療薬による臨床試験が行われた結果，マルチキ

ナーゼ阻害薬，RET や BRAF 阻害薬の有効性が示され，さらに免疫チェックポイント阻害薬の有効性も示されました．根治は難しいものの無増悪生存期間を延ばすことができます．

どういった症例に薬物療法が行われるのかを知っておかなければなりません．分化型甲状腺癌（甲状腺乳頭癌や甲状腺濾胞癌）では切除不能例や再発・転移例で放射性ヨード内用療法に反応しないものが適応になります．甲状腺髄様癌と甲状腺未分化癌では切除不能例や再発・転移例が，適応になります．

1. マルチキナーゼ阻害薬

血管内皮細胞増殖因子受容体（VEGFR）を主に阻害するソラフェニブが 2014 年に承認され，レンバチニブとバンデタニブが 2015 年に承認されました．有害事象としてソラフェニブでは手足症候群，下痢，脱毛，皮疹などが報告され，レンバチニブでは高血圧，下痢，蛋白尿が報告されています．

2. 遺伝子変異に基づいた分子標的治療薬

a　RET 阻害薬

遺伝性髄様癌患者の 95％に RET 遺伝子の生殖細胞系列の病的バリアントがみられ，散発性髄様癌の 60％に体細胞系列の病的バリアントがみられます．RET 阻害薬であるセルペルカチニブは RET 遺伝子変異のある甲状腺癌に有効であることが報告されています[23]．

b　BRAF 阻害薬/MEK 阻害薬

BRAF 遺伝子変異は甲状腺乳頭癌の 30〜80％にあり，甲状腺未分化癌でも 20〜40％にあると報告されています[23]．2023 年 11 月に BRAF 阻害薬/MEK 阻害薬であるダブラフェニブとトラメチニブが保険承認され 2024 年 5 月には 2 剤目の

BRAF阻害薬/MEK阻害薬であるエンコラフェニブとビニメチニブが承認されました．BRAF遺伝子変異のある未分化癌に対する効果が報告されていることは朗報と言えます．

3. 免疫チェックポイント阻害薬

甲状腺分化癌における免疫チェックポイント阻害薬単独の治療効果はあまり芳しくないようですが[25]，BRAF阻害薬/MEK阻害薬との併用ではよい効果が出ています[26]．どの薬剤も保険承認されてから日が浅いので，よりよい治療プロトコールはこれから確立されていくと思われます．

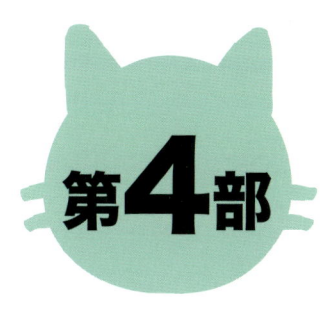

第**4**部

いざ，実践！

バセドウ病，無痛性甲状腺炎，橋本病の治療

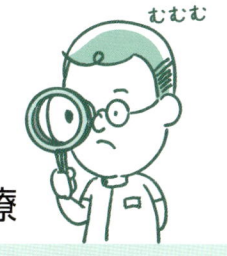

むむむ

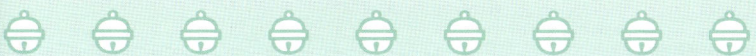

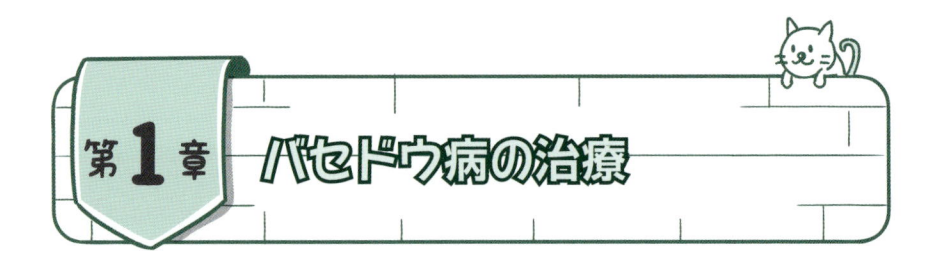

第1章　バセドウ病の治療

　バセドウ病の治療には以下の３種類があり，何十年も変化がありません．とはいえ，抗甲状腺薬については最も効果的で副作用の少ない治療法が模索されてきました．

> ①抗甲状腺薬（メルカゾール®，チウラジール®，プロパジール®；なお，ヨード剤は一般的に抗甲状腺薬とは呼ばれませんが，抗甲状腺効果を示します）
> ②放射性ヨード内用療法
> ③甲状腺手術（甲状腺全摘術，準全摘術，亜全摘術）

Ａ　抗甲状腺薬を投与する前に

　甲状腺中毒症の患者さんをみると，早く甲状腺ホルモン値を下げて正常にしてあげなければという思いにかられますが，そこは冷静に落ち着いて考えましょう．何度も強調しますが，バセドウ病と確定診断をしてから抗甲状腺薬を使います．

　当然，どの程度の甲状腺中毒症なら待てるのかという疑問が生じます．まず緊急性のある甲状腺クリーゼ，心不全では待つことができません．それ以外でTRAbが陰性の場合は無治療で待ってもよいと思います．それでも高度の甲状腺中毒症の場合，患者さんの苦しみを早く取り除いてあげたいというのが人情です．TRAb陰性でも高度の甲状腺中毒症でバセドウ病が疑われる場合は，ヨード治療（ヨウ化カ

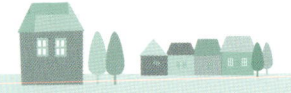

表 1　甲状腺中毒症の程度（甲状腺ホルモン値による目安）

甲状腺中毒症の程度	FT4（ng/dL）	FT3（pg/mL）
高度	5＜	20＜
中等度	3〜5	10〜20
軽度	＜3	＜10
潜在性	正常	正常

cobas e411（ロシュ・ダイアグノスティックス社）によるエクルーシス試薬，ELLIA 法による測定値を示す．

リウムの投与）で様子をみるのもひとつの方法でしょう．参考までに私が使っている甲状腺ホルモン値による甲状腺中毒症の程度分類を表1に記載します．ただし，患者さんには甲状腺中毒症に強い人と弱い人がいます．甲状腺中毒症の感受性は年齢や体力により異なっているようです．甲状腺中毒症の程度だけで患者さんのつらさを安易に判断しないようにしなければなりません．

B　抗甲状腺薬でソフトランディングを目指す

抗甲状腺薬を使用する場合には，以下の3項目に注意が必要です．

> ①甲状腺ホルモン値を正常化し，維持すること
> ②副作用
> ③副作用以外の有害事象

　抗甲状腺薬は効きすぎれば甲状腺機能低下症に陥り，減らしすぎれば甲状腺機能亢進症が再燃します．治療開始から寛解するまで一定の量を続けるという薬剤ではありません．私の経験では，他院で初期の投与量を継続したために甲状腺機能低下症に陥り，患者さんが逃げて来られることがあります．基本的，原則的な投与法は漸減法です．甲状腺ホルモン値の上がり下がりがあまり生じることのないようなソフトランディングを目指します．また，抗甲状腺薬は副作用の頻度が高く，なかには重篤なものもあるため慎重な経過観察が必要です．しかし，甲状腺ホルモンの変化による有害事象を副作用と勘違いすると治療の選択肢が限られてきます．

1．どの抗甲状腺薬を選択するか

　チアマゾール（MMI；メルカゾール®）とプロピルチオウラシル（PTU；チウラジール®，プロパジール®）の2薬剤のうち，第一選択薬はMMIです．MMIによる副作用が有意に少ないことがわかっているからです．ただし妊娠初期（5週0日から9週6日まで）においてはMMIによる催奇形性の頻度がPTUに比べて高いため，PTUが第一選択薬になります．しかし，PTUには劇症肝炎の可能性があるため，米国では小児への投与が禁忌になりました．また，PTUには長期内服によりANCA関連血管炎の発生がみられることがあり，私も本音ではできるだけ使いたくないと思っています．しかし，MMIが副作用のために使えない患者さんのなかには放射性ヨード内用療法と手術療法を拒否され，PTUを使い続けている方も

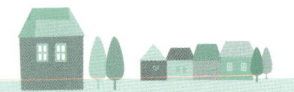

いらっしゃいます．副作用についてはしっかり説明しておくことが大切です．

2. 抗甲状腺薬の適切な初期投与量とは

　かつては，MMI 30 mg/日，分 3，および PTU 300 mg/日，分 3 の投与から開始することが一般的でしたが，前向きの研究により MMI 15 mg/日，分 1 投与でも効果があり，以前の投与法に比べて副作用が少ないことがわかってきました[27]．日本甲状腺学会のガイドラインには「バセドウ病の初期治療において，治療効果と副作用発現の観点から，治療開始前の FT4 値に応じて，抗甲状腺薬の投与量を適切に選択することが必要である.」と記載されています[28]．私は急がない場合は MMI 15 mg/日投与で開始したほうが安全と考えています．MMI 15 mg/日投与で開始し，2 週間後の FT3 値が下がっていなければ増量するという方法がお勧めです．MMI 15 mg/日投与では MMI 30 mg/日投与に比べて有意に薬剤性無顆粒球症が少ないことがわかっています[29]．また，MMI 30 mg/日投与は漸減するときに甲状腺ホルモン値が上下しやすく，ソフトランディングも難しくなります．効きすぎたときに何 mg まで減らすか迷うことも多く，一時的な甲状腺機能低下症を生じることが多いのです．MMI 15 mg/日は経験の浅い医師でもうまく減量できる量です．

3. 抗甲状腺薬は，どう減らすか

a 薬の効き方を減量の指標にする

　薬の効き方には個人差があります．効きやすい人とそうでない人を区別する一応の目安があります．甲状腺の大きさと TRAb の数値です．甲状腺が大きく，TRAb が高値であれば効きにくいと考えてよいでしょう．そういう患者さんでは薬を慎重に減量してください．逆に効きやすい人で減量が遅れると一時的な甲状腺機能低下症を作ってしまい，体重増加などの有害事象を生じます．

　私は薬の効き方そのものを減量の指標にしています．その指標には甲状腺の大

きさ，TRAb も入っていますが，実際に投与したときの効果が大事な指標になります．つまり MMI 15 mg/日を投与し，次回の甲状腺ホルモンの低下率（効果）を重要視しています．そのまま減量しなければ，次回低下症になっていきそうなときには減量します．「低下しすぎそう」という感覚は経験に裏打ちされたものなのでなかなか伝えにくいものです．また，次回の検査が 2 週後なのか 4 週後なのかでも減量の程度が違ってきます．この感覚を若手医師にどう伝えるか専門医の皆さんは苦労していると思います．私なりに失敗の少ない方法を書いてみます．

🐟 b まずは FT3 を測定する

治療初期の指標とする検査値は FT3 がよいと思います．FT3 は検査キット間の差が少なく，FT4 に比べて大きく変化するため低下率もみやすくなります．また，治療初期のバセドウ病は T3 優位型を示すことが多いので，治療初期には FT3 のほうが機能亢進の程度を正確に表していることも理由のひとつです．TSH は遅れて反応するため，治療初期には絶対に指標にしてはいけません．

🐟 c 検査結果を 2〜3 日以内に治療に反映させる

検査結果は必ず 2〜3 日以内に患者さんにフィードバックする必要があります．本日の結果を次回 2 週後の来院時にみて薬の量を決定するということをしてはいけません．薬の量を減らす（増やす）タイミングが遅れてしまい，患者さんの QOL が悪くなってしまいます．

次ページに MMI 減量法の実際を記します．参考にしてみてください．

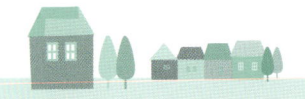

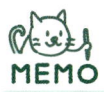

MMI 減量法の実際

　MMI（メルカゾール®）は 1 錠 5 mg を用いた場合の錠数を使って説明します．104 ページに記載したメルカゾールの 2.5 mg 錠が使用できる場合は 5 mg 錠の交互内服の代わりに 2.5 mg 錠を用いてください．投与開始は前述したように 3 錠（15 mg）/日，分 1 です．治療初期 2 ヵ月間は 2 週ごとに白血球検査をすることが推奨されていますので，そのときに甲状腺ホルモンは FT3 だけを測定します．同一月に甲状腺ホルモンを 2 回測定すると保険が通りませんが，MMI 3 錠（15 mg）/日の効果があるかどうかは 2 週後にチェックすべきだと思います．

　2 週ごとに検査ができる場合は，FT3 が基準値の上限まで下がったときに MMI を減量します．FT3 が急速に改善している場合には MMI 2 錠(15 mg)/日へ，ゆっくりとした改善であれば「日替わりで 2 錠，3 錠交互内服（2.5 錠＝12.5 mg）」へ減量します．私は「偶数日 2 錠，奇数日 3 錠」の内服と覚えてもらうよう説明しています．甲状腺が小さく甲状腺ホルモン値の下がりが早いときには 1 錠（5 mg）減らす，甲状腺が大きく下がりが遅いときには 0.5 錠（2.5 mg）減らすということです．次回の甲状腺ホルモン値が下がらないか，上がっているようならもう一度薬を元の量へ増量します．2〜4 ヵ月で MMI 1 錠（5 mg）または 2 錠（10 mg）/日で甲状腺ホルモン値を正常にキープできるようになると，TSH が遅れて正常化してきます．その後は FT4 と TSH の両者が正常になるようコントロールしていきます．その両者が正常を保てるようであれば，検査は 3 ヵ月に 1 回で十分です．TRAb を 3 ヵ月ごとにチェックしほぼ正常化したら，MMI を 1 錠隔日（2.5 mg）へ減量します．MMI 1 錠隔日（2.5 mg）で TRAb 陰性の状態が 6 ヵ月持続したら，MMI 内服の中止を検討します．その状態なら約 8 割が寛解していると考えられます．経過のよい患者さんであれば MMI 開始から中止まで 2 年程度です．

4. 実例でみる—抗甲状腺薬の減らし方—

　MMI をどのように減らしているか，失敗例も含めて 9 つの例で紹介します．初期に TSH を測定していないのは，遅れて正常化するのがわかっているためです．TRAb の測定は保険審査を考えて 3 月に 1 回にしています．「2.5 錠」は 2 錠，3 錠を隔日に交互に内服すること，「1.5 錠」は 1 錠，2 錠を隔日に交互に内服すること，「0.5 錠」は 1 錠を隔日に内服することを意味しています．患者さんにかかる費用と保険審査を考えて必要最小限の検査にしています．そのためデータのないところがありますが，実際的な検査の見本と捉えていただければと思います［甲状腺腫大の大きさについては「MEMO：甲状腺の大きさ—推定重量と横径—」（117 ページ）を参照］．

　2021 年 2 月にメルカゾール® (MMI) 2.5 mg 錠が新しく発売されました．5 mg 錠であれば 7.5 mg/日にするのに 1 錠と 2 錠を交互に内服する必要がありますが，2.5 mg 錠を利用すれば毎日一定量を服用することができますので，コンプライアンスの向上につながります．2.5 mg 錠が手に入らない場合は今まで通りの交互内服が必要になりますので，内服方法としてそのまま残すことにしました．

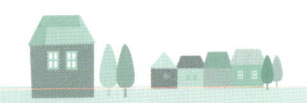

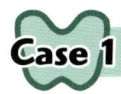

Case 1 甲状腺腫大が中等度で，TRAb もあまり高値ではない症例

―甲状腺腫大；中等度（横径 47 mm），甲状腺中毒症；中～高度―

43 歳女性	正常範囲	0 日	2 週	5 週	8 週	12 週	26 週
TSH（μU/mL）	0.3～5.0	<0.01				<0.01	
FT4（ng/dL）	0.8～1.9	4.91	2.35	1.17	1.02	1.28	0.89
FT3（pg/mL）	2.2～4.3	21.58	9.43	3.96	3.20		2.65
TRAb（IU/L）	1.9 以下	12.31				5.77	1.79
MMI（5 mg）		3 錠 (15 mg)	3 錠 (15 mg)	2 錠 (10 mg)	1.5 錠 (7.5 mg)	1.5 錠 (7.5 mg)	1 錠 (5 mg)

　MMI によく反応して 5 週で FT4，FT3 が正常化しました．甲状腺ホルモン値の降下するスピードが速いので，5 週では 2.5 錠（12.5 mg）を選択せずに 2 錠（10 mg）に減らしました．8 週で 1.5 錠（7.5 mg）に減らしたのは 5 週から 8 週にかけて FT3 が少し下がってきており，12 週まで 2 錠とすることで甲状腺機能低下症気味になることを嫌ったためです．これはソフトランディングに成功した例です．

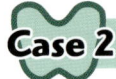 **Case 2** 甲状腺ホルモン値の下がりはよいが，すぐには減らせなかった症例

—甲状腺腫大；中等度（横径 54 mm），甲状腺中毒症；高度—

26 歳女性	正常範囲	0 日	2 週	4 週	7 週	13 週	21 週
TSH （μU/mL）	0.3〜5.0	<0.01					0.24
FT4 （ng/dL）	0.8〜1.9	<7.77		2.98		1.09	0.89
FT3 （pg/mL）	2.2〜4.3	20.61	14.69	9.43	4.62	2.57	
TRAb （IU/L）	1.9 以下	7.04				4.29	2.82
MMI （5 mg）		3 錠 (15 mg)	3 錠 (15 mg)	3 錠 (15 mg)	3 錠 (15 mg)	2 錠 (10 mg)	1.5 錠 (7.5 mg)

　甲状腺が大きかったので早く減らしすぎると甲状腺ホルモン値が再上昇する恐れがありました．7 週で減量するかどうか迷いました．後からみると 7 週で 2.5 錠（12.5 mg）に減らしてもうまくいったと思います．

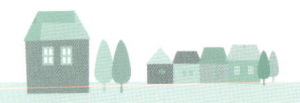

Case 3 勢いの弱いバセドウ病

―甲状腺腫大；小さい（触知せず），甲状腺中毒症；軽度―

49 歳男性	正常範囲	0 日	2 週	5 週	8 週	16 週	28 週
TSH (μU/mL)	0.3〜5.0	<0.01		<0.01	0.02	3.82	4.02
FT4 (ng/dL)	0.8〜1.9	2.53	1.82	0.92	1.02	0.95	1.33
FT3 (pg/mL)	2.2〜4.3	6.57	4.23	2.55	2.75		2.65
TRAb (IU/L)	1.9 以下	2.31				0.86	0.67
MMI (5 mg)		3 錠 (15 mg)	2.5 錠 (12.5 mg)	10 錠 (10 mg)	1.5 錠 (7.5 mg)	1 錠 (5 mg)	0.5 錠 (2.5 mg)

　甲状腺が小さく TRAb も低いことから，初診時に勢いの弱いバセドウ病である
ことがわかります．MMI を 2 錠（10 mg）から開始してもよいような例です．こ
ういう例ではどんどん減らさないと甲状腺機能低下症になってしまいます．

Case 4 TRAb が下がらない症例

—甲状腺腫大；中等度（横径 46 mm），甲状腺中毒症；中等度—

29 歳女性	正常範囲	0 日	2 週	5 週	8 週	12 週	20 週
TSH（μU/mL）	0.3〜5.0	<0.01				3.11	1.90
FT4（ng/dL）	0.8〜1.9	5.60		1.41	0.67	0.89	1.33
FT3（pg/mL）	2.2〜4.3	19.69	10.38	3.76	2.20		
TRAb（IU/L）	1.9 以下	10.33				9.44	
MMI（5 mg）		3 錠 (15 mg)	3 錠 (15 mg)	2 錠 (10 mg)	1.5 錠 (7.5 mg)	1.5 錠 (7.5 mg)	1 錠 (5 mg)

　MMI によく反応するため 5 週で 2 錠（10 mg）に減量しましたが，8 週の FT4 が下がり目になっています．振り返ってみれば 5 週で 1.5 錠（7.5 mg）を選択しておけばよかったということになりますが，そこまで見切るのは難しいと思います．12 週で 1 錠を選択しなかったのは TRAb があまり下がっていなかったからです．これは，TRAb が下がらない症例で MMI 減量による再上昇があるという経験に基づいています．一応ソフトランディングに入れてもよいと思われる症例です．

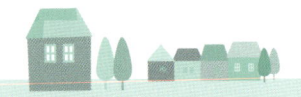

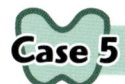

Case 5 甲状腺は小さいが，TRAb が高値の症例

―甲状腺腫大；小さい（横径 39 mm），甲状腺中毒症；中等度―

33 歳女性	正常範囲	0 日	2 週	5 週	8 週	12 週	20 週
TSH (μU/mL)	0.3〜5.0	<0.01			0.02	17.37	0.07
FT4 (ng/dL)	0.8〜1.9	3.15		1.13	0.59	0.70	1.88
FT3 (pg/mL)	2.2〜4.3	10.78	6.77	3.03	2.20		
TRAb (IU/L)	1.9 以下	37.38				20.73	
MMI (5 mg)		3 錠 (15 mg)	3 錠 (15 mg)	2 錠 (10 mg)	1 錠 (5 mg)	0.5 錠 (2.5 mg)	1 錠 (5 mg)

　　MMI はよく効いていて，5 週には FT4 が正常化しています．甲状腺が小さい
ため甲状腺機能低下症になりやすいので5週で2錠（10 mg）へ減量し，8 週では
1 錠（5 mg）まで減らしました．しかし，8 週と 12 週では軽度の甲状腺機能低下
症になってしまいました．12 週に 0.5 錠（2.5 mg）へ減らしたところ，20 週には
潜在性甲状腺中毒症の状態へ悪化しており，1 錠（5 mg）に増量しました．12 週
の TRAb がまだ高かったため，甲状腺機能亢進状態に戻ることを考え，16 週に来
院してもらうべきでした．甲状腺機能低下症になったため，あわてて減らすと甲状
腺機能亢進状態に戻ってしまうという例です．MMI 6 錠（30 mg）から開始するこ
とが多かった時代にはよくみられました．

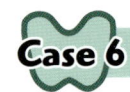

Case 6 一時的に甲状腺機能低下症をつくってしまった症例

―甲状腺腫大；小さい（横径 44 mm），甲状腺中毒症；中等度―

53 歳女性	正常範囲	0 日	3 週	6 週	9 週	13 週	21 週
TSH（μU/mL）	0.3～5.0	<0.01			19.62	3.31	2.55
FT4（ng/dL）	0.8～1.9	5.48	1.35		0.54	0.99	1.10
FT3（pg/mL）	2.2～4.3	17.95	4.58	2.49	2.37		
TRAb（IU/L）	1.9 以下	18.57				18.41	
MMI（5 mg）		3 錠 (15 mg)	2.5 錠 (12.5 mg)	2 錠 (10 mg)	1 錠 (5 mg)	1 錠 (5 mg)	1 錠 (5 mg)

　本例で甲状腺機能低下症をきたしたのは，MMI に対する反応がとてもよいのに 3 週で 2 錠（10 mg）まで減らさなかったことが一因です．6 週で 1 錠（5 mg）まで減らしておくべきでした．検査が 3 週ごとになってしまったことも判断を誤らせました．前述した通り，甲状腺ホルモンの低下率（効果）を重要視するべき症例です．

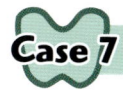 Case 7 MMI をなかなか減らせないばかりか, 途中で 4 錠まで増量した症例

—甲状腺腫大；中等度（横径 53 mm）, 甲状腺中毒症；中等度—

32 歳女性	正常範囲	0 日	2 週	4 週	7 週	11 週	15 週
TSH (μU/mL)	0.3〜5.0	<0.01					
FT4 (ng/dL)	0.8〜1.9	5.00		2.00	2.70	2.99	1.61
FT3 (pg/mL)	2.2〜4.3	17.40	8.26	6.26	8.21	7.53	5.10
TRAb (IU/L)	1.9 以下	28.8					
MMI (5 mg)		3 錠 (15 mg)	3 錠 (15 mg)	3 錠 (15 mg)	3 錠 (15 mg)	4 錠 (20 mg)	4 錠 (20 mg)

32 歳女性	正常範囲	19 週	23 週	27 週
TSH (μU/mL)	0.3〜5.0		0.04	1.58
FT4 (ng/dL)	0.8〜1.9	1.01	0.82	0.81
FT3 (pg/mL)	2.2〜4.3	3.41		
TRAb (IU/L)	1.9 以下		5.88	
MMI (5 mg)		3.5 錠 (17.5 mg)	3 錠 (15 mg)	2 錠 (10 mg)

　MMI の効果が最初はよいのですが, 途中から効きにくくなることがあります. 薬の飲み忘れではないことを慎重に確かめてから増量します. この例では 4 週, 7 週と我慢し, 副作用もなさそうなので 11 週に 4 錠 (20 mg) へ増量しました. MMI の増量により甲状腺機能は改善し, 後で薬の量も減らすことができています.

Case 8 甲状腺中毒症が高度で，自覚症状が強い症例

—甲状腺腫大；小さい（横径 44 mm），甲状腺中毒症；高度—

17 歳女性	正常範囲	0 日	2 週	4 週	8 週	12 週	20 週
TSH （μU/mL）	0.3〜5.0	<0.01				<0.01	0.94
FT4 （ng/dL）	0.8〜1.9	7.77<		2.36	1.22	1.03	0.85
FT3 （pg/mL）	2.2〜4.3	25.63	8.01	5.97	3.46		2.39
TRAb （IU/L）	1.9 以下	30.99				24.02	
MMI （5 mg）		3 錠 (15 mg)	3 錠 (15 mg)	3 錠 (15 mg)	2 錠 (10 mg)	2 錠 (10 mg)	2 錠 (10 mg)
ヨウ化カリウム丸 （50 mg）		1 錠	1 錠	1 錠	1 錠	1 錠	中止

　最初から MMI 3 錠（15 mg）にヨウ化カリウム丸を併用しました．Case 2 と比べるとわかるようにヨード剤を併用すると甲状腺ホルモン値の下がりが速くなります．8 週で MMI を 2 錠（10 mg）に減らし，20 週でヨウ化カリウム丸を中止しましたが，ヨード剤併用時の減量方法に一定のコンセンサスはありません．

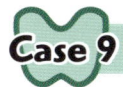 Case 9 甲状腺が大きく，甲状腺中毒症も高度だが，TRAb はあまり高くない症例

—甲状腺腫大；特大（横径 76 mm），甲状腺中毒症；高度—

44 歳男性	正常範囲	0 日	2 週	4 週	6 週	9 週	13 週
TSH（μU/mL）	0.3〜5.0	<0.01					
FT4（ng/dL）	0.8〜1.9	7.77<	3.40		2.88		2.02
FT3（pg/mL）	2.2〜4.3	32.55<	12.47	10.38	9.84	8.67	6.72
TRAb（IU/L）	1.9 以下	4.87					
MMI（5 mg）		3 錠 (15 mg)	3 錠 (15 mg)	4 錠 (20 mg)	4 錠 (20 mg)	4 錠 (20 mg)	4 錠 (20 mg)
ヨウ化カリウム丸（50 mg）		1 錠	1 錠	1 錠	1 錠	1 錠	1 錠

44 歳男性	正常範囲	17 週	25 週	37 週	50 週
TSH（μU/mL）	0.3〜5.0		<0.01	0.02	1.01
FT4（ng/dL）	0.8〜1.9	1.76	1.42	1.14	0.89
FT3（pg/mL）	2.2〜4.3	5.86	4.32	3.53	3.27
TRAb（IU/L）	1.9 以下				
MMI（5 mg）		4 錠 (20 mg)	4 錠 (20 mg)	4 錠 (20 mg)	4 錠 (20 mg)
ヨウ化カリウム丸（50 mg）		1 錠	1 錠	1 錠	1 錠

　　甲状腺が大きい症例はなかなか正常化しないことがあります．本例では副作用のリスクを減らすために MMI の量をなるべく少なくして，ヨウ化カリウム丸を併用してコントロールしました．MMI は 3 錠（15 mg）から開始し，甲状腺ホルモンの下がり方が悪くなった 4 週目から 4 錠（20 mg）に増量しました．こういう例は甲状腺機能低下症になりにくいのでホルモンの上下が少なく，一見ソフトランディングにみえますが，完全正常化に 1 年もかかってしまいました．初診時から MMI 6 錠（30 mg）を選択すべきだったのかもしれません．甲状腺機能が落ち着いたら放射性ヨード内用療法か手術療法を選択したほうがよい例です．

5．ヨウ化カリウムをうまく併用しよう

　　Case 8 と Case 9 では MMI にヨウ化カリウム丸を併用しました．

　　無機ヨードをバセドウ病での甲状腺機能亢進症に投与すると甲状腺ホルモン値が急速に下がります．ただ，ヨード剤を継続しているうちに甲状腺機能抑制効果が失われていくことが知られており，「エスケープ現象」と呼ばれています．ヨード剤の単独投与はこのエスケープ現象があるためにあまり用いられることがありませんでした．しかし，エスケープ現象は全例に起こるわけではなく，甲状腺が小さい軽度のバセドウ病ではヨード剤だけでコントロールできることもよくあります．

　　最近になって，抗甲状腺薬とヨード剤の併用療法が行われるようになってきました．この併用療法には，抗甲状腺薬の初期投与量を減らすことができ，抗甲状腺薬単独よりも甲状腺ホルモン値を早く下げることができるというメリットがあります．通常，高度の甲状腺機能亢進症に対して MMI 3 錠（15 mg）にヨウ化カリウム丸 50 mg（ヨード量 38.5 mg）を加えて用います．MMI 単独よりも甲状腺ホルモン値の改善が早いので減量するタイミングが難しくなります．MMI を先に減量するのか，ヨウ化カリウムを先に減量するのかについては専門医の間でも意見の統一をみていません．ただし，MMI による蕁麻疹が出現したときには，MMI を先に減量することにより副作用を軽減できます．

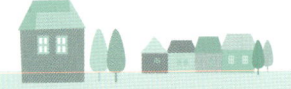

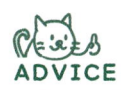

抗甲状腺薬中止後の一過性甲状腺中毒症

　バセドウ病では寛解にいたったと判断すれば抗甲状腺薬を中止します．中止後に甲状腺ホルモン値が上がってくれば再発または無痛性甲状腺炎を考えます．以前は一過性の甲状腺中毒症であれば無痛性甲状腺炎であったという診断をするのが常識でした．しかし，抗甲状腺薬の中止後には，無痛性甲状腺炎ではないのに自然に治まる一過性の甲状腺中毒症があります．その一過性の甲状腺中毒症においては TRAb が上昇することがあり，放射性ヨード摂取率も低値ではありません．そのような状態が「再発」と診断されれば，その後は薬を中止する機会が失われるか，他の治療法に切り替えられることが多いため，非常にもったいないことだと思います．その後，甲状腺ホルモン値の一過性上昇がどの程度の頻度で起こっているのかを前向きの研究で調査した結果，寛解にいたる患者の 41.2％に一過性上昇（潜在性を含む）が起こっていることがわかりました[30]．つまり，約 4 割の患者さんは再発と間違われる可能性があったということです．再発なのか，一過性上昇なのかの見極めが必要であることを再度強調したいと思います．高齢者でなく，また合併症のない人では，抗甲状腺薬の中止後に甲状腺ホルモンが軽度高値になっても，1 ヵ月待って再検することにより再発か一過性甲状腺中毒症かが区別できます．

6. block and replacement therapy で甲状腺機能を安定させる

　MMI を漸減せずに，MMI で機能低下症に陥った分を甲状腺ホルモン剤（LT4）で補う方法が block and replacement therapy と呼ばれる治療法です．この方法を行うと寛解率が向上するという報告が 1991 年にあり，追試が行われましたが，結局寛解率は改善しないという結論にいたりました．しかし寛解率を上げるという目的ではなく，甲状腺機能を安定させるという目的であれば有用な方法です．たと

えば，甲状腺が小さいバセドウ病患者さんでは MMI 1 錠（5 mg）では甲状腺機能低下症になり，隔日 1 錠（2.5 mg）に減らすと甲状腺機能亢進症になるようなことがあります．そういうときは MMI 1 錠（5 mg）＋LT4（チラーヂン® S）25〜50 μg/日で安定します．また，大きな甲状腺腫大のある T3 優位型バセドウ病では，MMI 3 錠（15 mg）では甲状腺機能低下症になり，2.5 錠（12.5 mg）では甲状腺機能亢進症になることがあります．そういう場合は MMI 3 錠（15 mg）＋LT4（チラーヂン® S）100 μg/日で安定します．block and replacement therapy で安定すると通院間隔を 3 ヵ月にあけることができます．小学校から高校生くらいまでの年齢であれば学校生活に支障がないように，通院回数を減らすことができるため有用と考えられます．デメリットは薬の量が増えてしまうこと，寛解にいたったかどうかの判定が難しいことでしょう．block and replacement therapy から MMI 1 錠隔日（2.5 mg）へ変更して半年間経過をみることで中止の判断をするのは通常の治療と同じですが，少なくとも TRAb が陰性になっていることが必要です．

7. MMI の飲み忘れをどう防ぐか

　MMI は 3 錠（15 mg），分 3 と 3 錠（15 mg），分 1 で効果が変わらないことがわかっています．コンプライアンスをよくするために必ず分 1 で処方してください．内服時間は，ばらばらでもかまいません．朝食後に決めておいて飲み忘れたらその日のうちに内服していただくように説明します．MMI の甲状腺内の濃度は血中よりも長く高値に保たれますので，隔日に内服しても効果があります．

　大切なことがもうひとつあります．飲み忘れがあれば患者さんに飲み忘れたことを報告してもらうことです．人間には飲み忘れがつきものだということを前提に患者さんと話をすることで，申告しやすい雰囲気を作ることも大事な仕事です．飲み忘れていることを薬の効果が弱いと誤って判断すると，甲状腺ホルモン値をソフトランディングさせることが難しくなります．

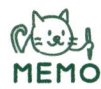

甲状腺の大きさ―推定重量と横径―

　甲状腺が「大きいとき」「小さいとき」という言葉を頻繁に使っていますが，私なりの一応の目安を記述します．甲状腺推定重量は，エコーで甲状腺両葉それぞれの縦，横，深さ（cm）を測定し，（左葉の縦×横×深さ×0.7＋右葉の縦×横×深さ×0.7）を計算します．この値は全摘術で摘出された実際の甲状腺重量とよく相関します[31]．私は推定重量が 30 g 未満ならば「小さい」，30～60 g ならば「中等度」，60 g を超えると「大きい」と考えています（100 g を超えると「特大」です）．診察時にノギスで甲状腺の横経を測定しカルテに記載しているのですが，この横経でいうと 45 mm 未満が「小さい」，45～55 mm が「中等度」，55 mm を超えると「大きい」と言えると思います（表 2）．

　甲状腺全摘を受けたバセドウ病患者さんの昔のカルテ（甲状腺専門病院のもの）をみると，術前の日付けで触診による推定重量が記載されているものがありました．触診の感覚と術後の実際の甲状腺重量を比較して触診技術を高めようとしていたようです．複数の医師の名前と重量が記載されているものもあり，時には医師の間で競い合ったことが伺えます．

表 2　甲状腺の大きさの目安

甲状腺の大きさ（目安）	エコーによる推定重量	横径
小さい	<30 g	<45 mm
中等度	30～60 g	45～55 mm
大きい	60～100 g	55～70 mm
特大	100 g<	70 mm<

8. 副作用対策

　抗甲状腺薬には重篤な副作用があります（表3）．それはMMIもPTUも同様です．この副作用がバセドウ病の治療をさらに難しくしていると思います．副作用については，専門医以外の医師であっても必ず患者さんに説明することが必要です．MMI 30 mg，MMI 15 mgとPTU 30 mgを投与して調べた前向き試験では，PTU 30 mgに副作用が多いことがわかっています．PTUには劇症肝炎が多いことが知られており，米国では小児への投与が禁忌になりました．また，PTUには長期投与によるANCA関連血管炎の発生がみられます（MMIでも報告がありますが，極めてまれです）．甲状腺専門医はできるだけPTUを使用したくないと考えています．ただし，妊娠に際してはMMI関連の先天異常の可能性があるため，妊娠前から妊娠9週6日まではPTUに変更するかヨード剤でコントロールすることを考えます．妊娠に際しては専門医に紹介したほうが無難です．

a　蕁麻疹，かゆみ

　最も多い副作用です．投与後すぐに起きることは少なく，約2週間後に生じることが多いので患者さんへの説明が必要です．抗ヒスタミン薬の併用でコントロールできるほどの軽症であればMMIを中止せずに経過をみます．この副作用は用量依存性ですので，抗甲状腺薬の量が減ると生じなくなることもよくあります．重症の蕁麻疹であれば，治まるまでヨウ化カリウムを50～100 mg/日投与し，治まってから放射性ヨード内用療法を患者さんには勧めますが，なかなか納得していただけないときには（しぶしぶ）PTUへ変更します．その際は，PTUの副作用について十分に説明しておきます．

表3　抗甲状腺薬の主な副作用

●蕁麻疹，かゆみ	●無顆粒球症	●肝障害	●関節痛	●発熱

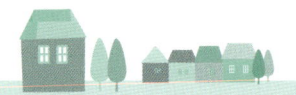

b　無顆粒球症

　MMI 30 mg を投与した患者さんで無顆粒球症が生じる確率は約 0.8％であるのに対し，MMI 15 mg を投与した場合は約 0.2％で，有意差があります．無顆粒球症に関しても用量依存性があるようです．無顆粒球症は MMI 開始後 2 ヵ月以内の発生が多いため，「原則として投与開始から 2 ヵ月間は 2 週ごとに白血球とその分画をみるべきである」という注意書きが添付文書の警告の項に記載されています．無顆粒球症が発生した場合は直ちに MMI の中止が必要です．無顆粒球症の発生後も内服を続けると顆粒球数の回復が遅れるだけでなく死亡することもあります．めったにありませんが，長期投与中に無顆粒球症が生じることもあります．多くは数ヵ月間自己中断して自分で内服を開始した場合にみられます．抗甲状腺薬の投与中は外来受診時には必ず白血球とその分画を検査してください．顆粒球数が 1,000/mm^3 を下回ったら要注意です．500/mm^3 以下では無顆粒球症と考えてよいと思います．

　自分が投与した薬で無顆粒球症を生じた患者さんをその回復まで入院させ経過を見守ったことのある医師ならわかると思いますが，顆粒球が回復するまでの間の不安感たるや大変つらいものがあります．患者さんは高熱が出続け，口腔内と咽頭部の粘膜がただれることが多く，次第に食べられなくなっていきます．毎日顆粒球を測定しても 1 週間はほとんど 0 が続くことが多く，患者さんは次第に焦り，不安で泣いてしまうこともしばしばです．もしかしたら回復しないのではないかと主治医も不安になります．

　38℃以上の高熱が出たら直ちに MMI を中止することを説明すると同時に，注意事項を書いたパンフレットを渡すことも大切です．しつこいぐらいに高熱に注意することを伝えます．甲状腺中毒症が重度のときは注意力が散漫になっていますので，極端に言えば患者さんは無顆粒球症さえ覚えていれば他のことは忘れてもよいと思います．

c 肝障害

　甲状腺中毒症では肝酵素の上昇がみられますが，抗甲状腺薬を投与後にも肝酵素の上昇をみることがあります．抗甲状腺薬の副作用ではないかと思いがちですが，そうではないことも多いため注意が必要です．抗甲状腺薬を使わない無痛性甲状腺炎の回復期やバセドウ病をヨード剤で治療したときにも肝酵素の上昇をみることがあるため，肝酵素の上昇は代謝の変化に起因するものが多いと考えられます[32]．本物の副作用とどう区別するかが問題になります．AST，ALT，γ-GTP が150 IU/L までであれば，投薬を中止せずに様子をみてもよいと思います．ただし，ビリルビンが少しでも上昇してきたら直ちに中止してください．ビリルビンの上昇は副作用と考えてよいと思います．

d 関節痛

　めったにありませんが，抗甲状腺薬で関節痛が出現することがあります．私の経験では膝関節などの大関節に生じ，歩けなくなるほどの痛みです．抗甲状腺薬はすぐに中止してください．

e 発熱

　無顆粒球症ではないのに内服直後から1〜2日経過後に発熱が生じることがあります．いったん中止すると解熱しますが，再投与で発熱します．抗甲状腺薬は直ちに中止してください．

9. MMI 関連の先天異常を防ぐには

　MMI は妊娠初期に内服した場合，MMI に関連した先天異常がまれに生じることがわかってきました．私は安全を見込んで妊娠15週までは MMI を使用しないことにしていますが，ガイドラインでは「妊娠初期は催奇形性の観点から妊娠5週0日から9週6日までは MMI を避けるべきである．MMI 内服中に妊娠が判明し

た場合, 妊娠 9 週 6 日までであれば MMI を速やかに中止し, 患者の状態に応じて休薬または PTU や無機ヨウ素薬に変更する.」とされています[33,34]. 妊娠はできるだけ計画的に行い, 妊娠前から PTU に変更して副作用が生じないことを確認しておきます. MMI に比べて PTU は抗甲状腺効果が劣りますので, MMI 1 錠 (5 mg)/日でコントロールしていた患者さんは PTU (チウラジール®)(50 mg) 2〜3 錠/日が必要です. 甲状腺機能のコントロールに MMI 3 錠 (15 mg)/日を必要とする患者さんでは PTU が 9〜12 錠/日以上必要になることもあります. PTU が大量に必要となってしまう患者さんや PTU に副作用がある患者さんで妊娠を急ぐ場合は MMI での妊娠を考えます (もちろん余裕があれば手術療法か放射性ヨード内用療法を行います). コントロールできずに甲状腺機能亢進状態で妊娠する危険性を考えると, 先天異常の発生は確率的に低いため許容される場合もあるかと思います (これは私の個人的な意見です). ただし十分な説明が必要です. 軽症の患者さんではヨウ化カリウムでコントロールできることも多いのでヨード治療を検討します. PTU が使えず, ヨウ化カリウムでもコントロールできず, MMI を拒否される患者さんでは, 放射性ヨード内用療法や手術療法を選択することになります.

🔵10. 胎児バセドウ病をどう治療するか

　バセドウ病で手術療法を選択した場合, 全摘であれば TRAb が徐々に下がってくることが知られていますが, なかには TRAb の高値が続く症例があります. また, 放射性ヨード内用療法後にも TRAb が上昇する症例があります. TRAb が高度に高値のまま妊娠すると妊娠 20 週頃から母親由来の TRAb が胎盤を通じて胎児の甲状腺を刺激し, 胎児バセドウ病 (胎児の甲状腺機能亢進症) が生じることがあります. 胎児バセドウ病になると流産, 早産, 死産の確率が高まるため, 妊娠中に母親に抗甲状腺薬を内服させることで予防します.

　母親は手術療法か放射性ヨード内用療法により甲状腺機能正常で治療の必要ない状態か, 甲状腺機能低下症に陥ったあとの甲状腺ホルモン剤の補充療法により,

甲状腺機能が正常に保たれていると思われます．その状態の母親に抗甲状腺薬の副作用がなければMMI 2錠（10 mg）/日を，抗甲状腺薬が使用できなければヨウ化カリウム丸50 mg（ヨード量38.5 mg）/日を投与し，胎盤を通して胎児の甲状腺機能亢進症を予防します[35]．母親には甲状腺機能が正常になるように甲状腺ホルモン剤を増量して投与します．つまりblock and replacement therapyを行います．胎児の甲状腺機能は測定できませんので，胎児心拍，胎児の甲状腺の大きさを産婦人科でチェックしてもらうことが必要になります．このような治療により胎児バセドウ病は予防できますが，新生児バセドウ病は予防できません．胎児バセドウ病の予防を行わなければならないくらい母親のTRAbが高値であれば，新生児バセドウ病が生じる可能性が高くなります．その場合は小児科との連携が必要です．

11. 抗甲状腺薬やβブロッカーは授乳に影響を及ぼすのか

　抗甲状腺薬を内服中に授乳をしてよいかについては，日本甲状腺学会のガイドラインに記載があります．過去の文献よりMMIで10 mg/日まで，PTUで300 mg/日までの授乳婦の内服は乳児の甲状腺機能に影響しないと考えられます．米国甲状腺学会のガイドラインではMMIの内服は20〜30 mg/日までとされています[36]．

　ヨウ化カリウムについてはHamadaらの報告があります[37]．ヨウ化カリウム丸（ヨウ素量7.5〜75 mg）を内服しているバセドウ病の母親が母乳を与えた場合，児に甲状腺機能低下症が生じるかどうかを検討したところ，26例中1例の児が潜在性甲状腺機能低下症（TSH 12.3 μU/mL）を呈したと報告しています．ガイドラインでは授乳婦への無機ヨウ素の使用を可能な限り避けることを推奨しています．やむを得ず使用する場合には定期的に乳児の甲状腺機能の測定が必要です．

　抗甲状腺薬ではありませんが，甲状腺中毒症に対してのβブロッカーはどうでしょうか．産後の無痛性甲状腺炎に対しては抗甲状腺薬もヨード剤も効果がありません．よくなるまでじっと待つしかありません．症状が強いときにはβブロッカーくらいは使ってあげたいのですが，プロプラノロール（インデラル®）の添付

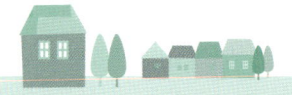

文書をみると「母乳中へ移行することが報告されているので，投与中は授乳を避けさせること」となっています．しかし，米国のガイドラインでは β ブロッカー［プロプラノロール，またはメトプロロール（セロケン®，ロプレソール®）］は投与することが認められており，乳汁中の濃度が低いため児のモニターは必要ないとされています[38]．安心して使えるようですし，私も使っています．

⊜12. 薬の副作用以外の有害事象対策

バセドウ病に治療中に生じる有害事象があります．体重増加，筋痙攣，脱毛などですが，これらは薬の副作用ではありません．

a 体重増加

甲状腺中毒症では食欲が出ますが，代謝が上がっているため体重は増えにくくなります．患者さんにはたくさん食べる習慣がついています．治療によって甲状腺機能を正常化しても食欲や食習慣はあまり変わりません．そのために体重増加が起こるわけです．バセドウ病の治療開始時には患者さんに体重増加に注意することを伝えてください．毎日体重を計って体重が増えてきたら食べすぎであると考えること，薬のせいではないことをしっかり説明します．

b 筋痙攣

甲状腺ホルモン値が下がる過程で，まだ正常より甲状腺ホルモン値が高いのに「体のあちこちがつる」という訴えが多く聞かれます．長期間，甲状腺中毒症にさらされた患者さんに多いようです．甲状腺中毒症に慣れた筋肉は甲状腺ホルモン値が少し下がっただけでも甲状腺機能低下症に生じる反応とよく似た反応をするのかもしれません．甲状腺機能が正常化してしばらくすると，この「つり」は起こらなくなります．こうした「つり」（筋痙攣）には芍薬甘草湯が効きます．筋痙攣が生じている時期にCPKを測定すると 1,000 U/L 以上の高値になることがありま

す．横紋筋融解症と見誤らないよう，ミオグロビン尿の有無を確認してください．

🐟 c　脱毛

　抗甲状腺薬の開始後，頭髪の脱毛を訴える患者さんがいます．甲状腺機能低下症になったわけではないのに脱毛があるということは代謝の変化が影響しているのではないかと思われます．甲状腺機能を正常に保つと脱毛は止まり，半年程度で元に戻ります．抗甲状腺薬を中止する必要はありません．

🐱 C　放射性ヨード内用療法で安全に治療する

　放射性ヨード内用療法は ^{131}I を内服する治療法です．13.5 mCi までならば外来治療が可能です．治療の 1 週間前から海藻制限食にして，2〜3 日前から抗甲状腺薬を中止します．妊娠中，授乳中，バセドウ病眼症の活動期には実施できません．日本国内では 19 歳以上となっていますが，海外では小児にも行われます．治療後は徐々に甲状腺が縮小していきますので，抗甲状腺薬も減量していきます．約6ヵ月でほぼ安定した状態になります．甲状腺が大きい患者さんでは甲状腺が縮小し，傷もできませんから非常に喜ばれます．幸運にも抗甲状腺薬を中止できて甲状腺機能低下症にもならない状態となることもありますが，長年経過するとほとんどが甲状腺機能低下症になると考えておいたほうがよいと思います．トラブルを避けるため，治療後には甲状腺機能低下症になり甲状腺ホルモン剤の補充療法が必要になることを了承した患者さんだけに行うようにしています．副作用が少なくお勧めの治療法ですが，施行できる施設が限られているのが難点です．

🐱 D　手術療法が必要な場合とは

　甲状腺組織を残す量の違いによって，甲状腺全摘術，準全摘術，亜全摘術があり

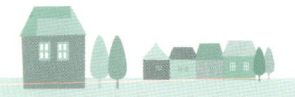

ます．甲状腺亜全摘術は再発の可能性があるため，あまりお勧めできません．重度のバセドウ病眼症や TRAb 高値で妊娠を望む場合には甲状腺全摘術が選択されます．甲状腺残存量が少ないほうが術後の TRAb が下がりやすいためです．また，プロスポーツ選手など甲状腺機能の安定化を急ぐ場合には手術療法が選択されますが，急がない場合は患者さんへの負担が少ない放射性ヨード内用療法が好まれます．

 ## 放射性ヨード内用療法と手術療法のあとに起こりうる甲状腺機能低下症

甲状腺機能亢進症よりも甲状腺機能低下症を嫌う患者さんがおられます．「体の一部の機能が失われると弱ってしまいそうな感覚があるのでいやだ」とおっしゃった患者さんがいました．甲状腺機能低下症は機能亢進の状態に比べてメリットが多いことを粘り強く説明することが必要です．その際は，甲状腺ホルモン剤にはほとんど副作用がないこと，そのため長期投与が可能であること，内服中でも妊娠や授乳が可能であることを説明します．甲状腺機能低下症では，検査回数が半年に 1 回になるので経済的に優れていることも強調すべきです．また，甲状腺機能低下症ではのちに述べる突然死の心配もありません．

 ## バセドウ病眼症の悪化をどう防ぐ？　どう治す？

バセドウ病では眼瞼腫大，眼瞼後退，球結膜の充血，突眼，複視が生じることがあり，バセドウ病眼症，甲状腺眼症などと呼ばれています．内科医にとってバセドウ病を診療するうえで眼科的異常は最も苦手とする症状と言えるでしょう．治療開始のきっかけになることを期待して「甲状腺眼症診療の手引き」が 2020 年 6 月に出版されました[39]．最新版のダイジェストは日本甲状腺学会のホームページの「バセドウ病悪性眼球突出症（甲状腺眼症）の診断基準と治療指針 2023（第 3 次案）」でみることができます[40]．

ADVICE　意外と怖いバセドウ病—突然死があります—

　　次ページの表 4 に示したのはバセドウ病で甲状腺専門病院（隈病院）通院中に急死したと思われる症例です．1997～2006 年までに病院に連絡のあったものを調べてみました[41]．比較的若い男性で通院が途切れがちの患者さんに発生していることが伺えます．警察や消防から連絡があるのは甲状腺専門病院へ通院歴があるとわかった患者さんだけですから，本当はもっと多いのかもしれません．若い患者さんのなかには自覚症状が少ない方がいます．また，経済的問題で通院が途切れることもあるようです．定期的に通院できない患者さんは甲状腺機能亢進状態においておくよりも，早めに放射性ヨード内用療法や手術療法で甲状腺機能低下状態にすることを考えたほうがよさそうです．

a　甲状腺機能を正常に保つことと禁煙の重要性

バセドウ病に罹患した患者さんにとっては突眼症が最も怖い症状かもしれません．患者さんにとって顔貌が変わる恐怖感は大きいと思われます．眼症を悪化させないために必要なことは，まず甲状腺機能を正常に保つことです．もうひとつは禁煙です．喫煙はバセドウ病眼症の増悪因子であることが証明されています．喫煙者には必ず禁煙を勧めてください．

b　眼瞼腫大に対するステロイド剤局所注射

　　眼瞼腫大があると突眼が強調されます．以前は眼瞼腫大が生じると 1～2 年待ってから形成外科的に眼瞼の脂肪を薄く剝がす手術をする方法しかなかったのですが，最近では眼瞼腫大に対して，症状が出てから早い時期（3～4 ヵ月以内）に眼瞼へのトリアムシノロンアセトニド（ケナコルト-A®）の局所注射を行うことが効果的であることがわかってきました．時に劇的に症状の改善がみられます．ただこ

表 4　バセドウ病で通院中の患者の突然死（1997〜2006 年；隈病院におけるデータ）

	性別	死亡時年齢（歳）	死因に関係ある病名	死亡判明の理由	最終受診日の甲状腺機能	FT4 (ng/dL)	FT3 (pg/mL)
①	女	22	突然死	警察からの連絡	潜在性亢進（術後 LT4 内服中）	2.17	3.09
②	男	28	突然死	警察からの連絡	亢進	4.86	ND
③	女	31	突然死	家族からの連絡	亢進	5.61	ND
④	女	33	心不全	警察からの連絡	亢進	5.57	>26.4
⑤	男	38	心不全	他院からの連絡	潜在性亢進	1.71	2.89
⑥	男	38	突然死	家族からの連絡	亢進	1.87	8.36
⑦	男	40	突然死	警察からの連絡	亢進（RI 後）	3.29	ND
⑧	男	41	突然死	警察からの連絡	MMI 10 mg で潜在性亢進	1.47	3.22
⑨	女	44	突然死	警察からの連絡	亢進	3.37	11.77
⑩	男	48	突然死	警察からの連絡	亢進	2.2	ND
⑪	女	50	突然死	家族からの連絡	MMI 20 mg で亢進	2.3	6.46
⑫	男	59	突然死	入院中死亡	潜在性亢進	1.29	2.71
⑬	女	75	クリーゼ	入院中死亡	亢進	>6.0	ND
⑭	女	75	突然死，狭心症？	警察からの連絡	潜在性亢進（RI 後，MMI 5 mg）	1.31	3.67
⑮	女	78	突然死	救急隊からの連絡	潜在性亢進（無投薬）	1.45	ND

RI：放射性ヨード内用療法，ND：データなし

の方法は眼科医の間でも普及していません．ぜひ，積極的に近隣の眼科の医師へ依頼して局所注射をしていただきたいと思います．

🐟 C 重症のバセドウ病眼症に対する治療

　重症のバセドウ病眼症に対する治療はステロイドパルス療法です．同時に眼窩部放射線外照射療法が併用されることが一般的です．視神経障害を生じている場合には眼窩減圧術が緊急で行われることもあります．ステロイドパルス療法と眼窩部放射線外照射療法の併用で有効率は 88％ とされていますが，決して満足のいくものではありません．突眼の改善はほとんど望めず，複視が残存することも多くみられます．眼窩減圧術や斜視に対する手術を経てやっと QOL が改善するというのが現状です．

　バセドウ病眼症の発症には TSH 受容体と IGF-I 受容体が関与するとされていますが，IGF-I 受容体阻害薬である teprotumumab が眼症に対して著効したことが報告され米国では治験を経て臨床で使われ始めました[42]．わが国では，2024 年 11 月 20 日に薬価収載され，発売が開始されました．適応となる患者さんが限られるとは思いますが，期待できる治療法です．

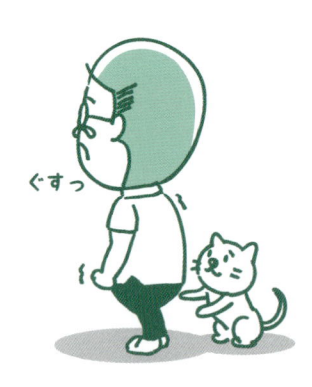

ぐすっ

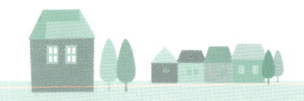

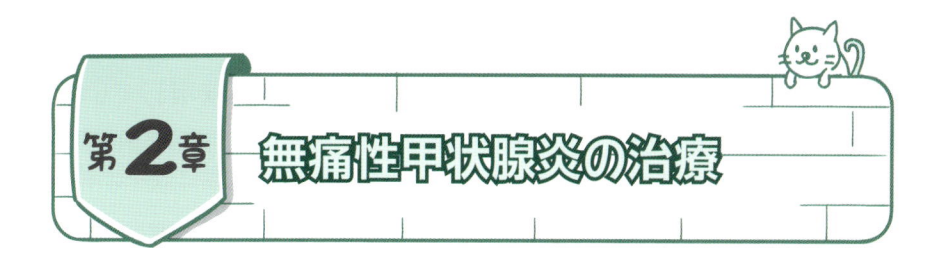

第2章　無痛性甲状腺炎の治療

　無痛性甲状腺炎での甲状腺中毒症は自然に改善するので，治療の原則は経過観察です．動悸，手の震えなど甲状腺中毒症の症状が強い場合はβブロッカーを投与します．引き続いて甲状腺機能低下症が生じたときには甲状腺ホルモン剤（LT4）を投与します．一過性の可能性が高いのでLT4内服中にTSHが正常下限に近くなればLT4を漸減します．漫然と投与しないことが肝要です．永続的な甲状腺機能低下症に対してはLT4を継続投与します．

A　T3 製剤（チロナミン®）をうまく使おう

　一時的な甲状腺機能低下症ではT3製剤（チロナミン®）を使用することがあります．LT4を内服すると体内で脱ヨード化されてT3に変換され，効果を発揮します．適正量のLT4を内服している患者さんでは血中FT4，FT3，TSHはすべて正常です．したがって，血液検査によって甲状腺機能低下症が治っているかどうかを知るのは困難です（TSHが正常下限に近いかで推定することは可能です）．

　甲状腺機能が回復したかどうかを知るために，回復の可能性のある甲状腺機能低下症の患者さんにT3製剤を投与するという方法があります．T3からT4への変換が生じないため，T3製剤を内服している甲状腺機能低下症の患者ではFT4低値，FT3，TSH正常というパターンになります．患者さんの甲状腺が回復してくるとFT4が正常化してくるため，その時点でT3製剤を中止するわけです．T3製剤は血中濃度が上がると同時に効果を発揮する一方，多すぎると動悸が生じます．使用するときは通常5μg錠を3錠，分3で使用します．多くても6錠，分3までにしてください．25μg錠は使用しないほうが無難です．

Ｂ　実例でみる―無痛性甲状腺炎の経過―

　実際の症例を用いて無痛性甲状腺炎の経過をみてみます．図1に示したように，
①が典型的で，一過性の甲状腺中毒症と一過性の甲状腺機能低下症を示すパター
ン，②が一過性の甲状腺中毒症のあと，甲状腺機能低下症にならずに回復するパ
ターン，③が一過性の甲状腺中毒症のあと，永続的な甲状腺機能低下症に陥るパ
ターンです．それぞれのパターンについて，次ページより5つの例を紹介します．

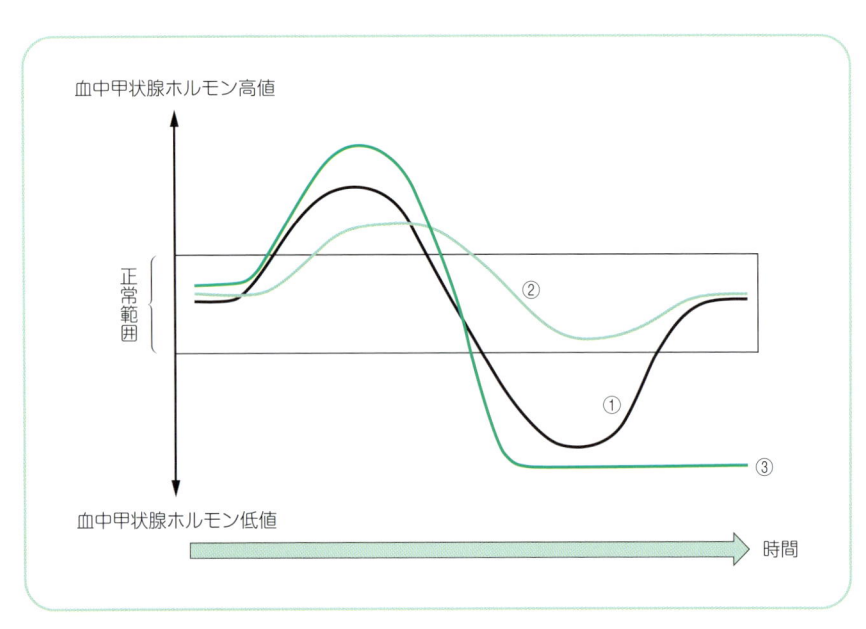

図 1　無痛性甲状腺炎の経過

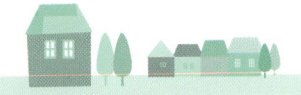

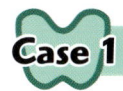 **Case 1** T3 製剤（チロナミン®）を使用した症例（パターン①）

49 歳女性	正常範囲	0 日	4 週	10 週	16 週	22 週
TSH（μU/mL）	0.3～5.0	<0.01	1.83	40.36	4.77	2.15
FT4（ng/dL）	0.8～1.9	2.41	0.87	0.65	0.73	0.85
FT3（pg/mL）	2.2～4.3	6.11	3.13			
TPOAb（IU/mL）	28 未満	25.7				
TgAb（IU/mL）	40 未満	552.1				
TRAb（IU/L）	1.9 以下	0.36				
チロナミン®（5μg）				2 錠開始	2 錠続行	中止

　初診時に甲状腺中毒症を示し，TRAb 陰性であることから無痛性甲状腺炎と診断しました．10 週後には甲状腺機能低下症に陥ったため，チロナミン®（5μg）2 錠，分 2 を開始しました．16 週では FT4 がまだ低いですが，チロナミン® のおかげで TSH は正常化し，甲状腺機能低下の症状もみられません．22 週には FT4 が正常化したためチロナミン® を中止しました．これが典型的な一過性甲状腺中毒症と一過性甲状腺機能低下症が生じた例となります．

Case 2 T4 製剤（チラーヂン® S）を使用した症例（パターン①）

35 歳女性	正常範囲	0 日	4 週	8 週	16 週	24 週
TSH（µU/mL）	0.3〜5.0	<0.01	10.07	0.01	1.62	2.59
FT4（ng/dL）	0.8〜1.9	1.29	0.38	1.56	0.92	0.85
チラーヂン® S			75 µg 開始	25 µg へ減	中止	

　これも一過性甲状腺中毒症と一過性甲状腺機能低下症を呈した例ですが，甲状腺機能低下症の期間にチラーヂン® S で補充を行いました．0 日には甲状腺中毒症のピークが過ぎた時点での来院となっており，潜在性甲状腺中毒症を呈していました．4 週には機能低下症に陥り，チラーヂン® S 75 µg/日を開始しましたが，8 週には TSH が下がった（過量になっています）ので 25 µg/日まで減量しました．16 週の時点で TSH が 2.0 µU/mL より低いため，十分に甲状腺機能が回復したと判断し中止しました．私は TSH が 5.0 µU/mL に近い場合はまだ回復が不十分と判断しています．

　なお，本例では患者さんに過去にも無痛性甲状腺炎の既往があり，チラーヂン® S を内服したことがあるため，患者さんの希望でチロナミン® ではなくチラーヂン® S を選択しました．

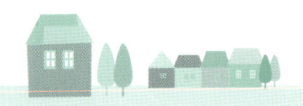

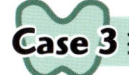 **Case 3** 持続性の甲状腺中毒症と間違う可能性があった症例（パターン②）

32 歳女性	正常範囲	0 日	4 週	8 週	12 週	16 週
TSH（μU/mL）	0.3〜5.0	0.02	<0.01	<0.01	1.65	1.66
FT4（ng/dL）	0.8〜1.9	2.27	3.00	1.91	1.02	1.17
FT3（pg/mL）	2.2〜4.3	4.73	6.23	3.88		
TRAb（IU/L）	1.9 以下	0.67				
投薬なし						

　甲状腺中毒症から甲状腺機能低下症に陥らずに正常化した症例です．興味深いのは 0 日以後に甲状腺中毒症のピークを迎えていることです．通常，無痛性甲状腺炎であれば 4 週後には甲状腺機能は下がり始めているはずなので，もしかしたら TRAb 陰性のバセドウ病でないかとも考えましたが，甲状腺中毒症の程度が軽いので様子をみました．FT3/FT4 比が 2 倍程度と低いこともバセドウ病らしくありません．無痛性甲状腺炎で甲状腺ホルモンの上がりかけと下がりかけを測定すると持続性の甲状腺中毒症と間違う可能性があるという非常に教訓的な症例です．

Case 4 T3製剤（チロナミン®）を1年間服用してもFT4が回復しなかった症例（パターン③）

47歳女性	正常範囲	0日	4週	8週	13週	19週
TSH（μU/mL）	0.3〜5.0	<0.01	65.86	48.08	2.35	1.98
FT4（ng/dL）	0.8〜1.9	1.89	0.40	0.18	0.49	0.53
FT3（pg/mL）	2.2〜4.3	4.2				
TPOAb（IU/mL）	28未満	11.91				
TgAb（IU/mL）	40未満	622.3				
TRAb（IU/L）	1.9以下	<0.3				
チロナミン®（5μg）			3錠開始	3錠続行	3錠続行	3錠続行

47歳女性	正常範囲	26週	39週	53週	67週	93週
TSH（μU/mL）	0.3〜5.0	1.94	2.93	2.22	0.12	1.11
FT4（ng/dL）	0.8〜1.9	0.42	0.53	0.53	1.82	1.46
チロナミン®（5μg）		3錠続行	3錠続行	チラーヂン®S 100μgへ変更	チラーヂン®S 75μgへ変更	チラーヂン®S 75μg続行

　無痛性甲状腺炎発症後，1年間にわたってチロナミン®を投与し，甲状腺機能（FT4）の回復を待ちましたが，回復しなかった例です．現在は永続的な甲状腺機能低下症としてチラーヂン®Sの投与を続けています．

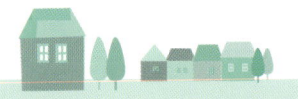

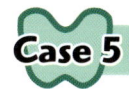 **Case 5** 無痛性甲状腺炎でも甲状腺ホルモンがかなり高値になり，診断を迷わせた症例 (パターン③)

34 歳女性	正常範囲	0 日	2 週	4 週	6 週	11 週
TSH （μU/mL）	0.3～5.0	<0.01				
FT4 （ng/dL）	0.8～1.9	7.77<	7.77<	7.77<	4.40	0.62
FT3 （pg/mL）	2.2～4.3	15.48	21.28	18.05	8.20	2.19
TRAb （IU/L）	1.9 以下	<0.3				
チロナミン® （5 μg）						3 錠開始

　甲状腺中毒症の程度が高度であり，暑い季節でもあったため患者さんはかなり参っておられました．この例も初診よりあとに甲状腺中毒症のピークがあるためにバセドウ病ではないかとかなり迷いましたが，抗甲状腺薬を投薬するという見切り発車はせずにβブロッカーで耐えていただきました．6週で無痛性甲状腺炎であることに確信が持てましたが，無痛性甲状腺炎にはこういう症例も存在するためバセドウ病と誤診しないよう注意が必要です．

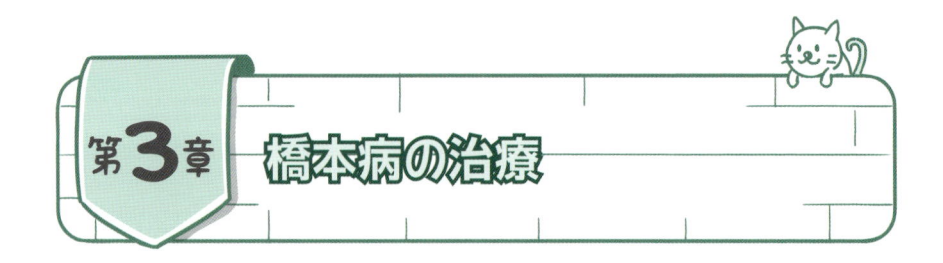

第3章　橋本病の治療

　甲状腺機能正常でびまん性甲状腺腫大だけを示す橋本病の患者さんでは治療の必要がありません．年に 1 回程度の経過観察を勧めます．ヨード過剰摂取に注意をするように説明しておくことが重要です．

 甲状腺ホルモン剤を投与する前に

　軽度の甲状腺機能低下症の患者さんには必ずヨード過剰摂取の有無を聴取してください．橋本病が背景にあると，ポビドンヨード（イソジン®）うがい薬の連用，根昆布療法（根昆布をつけ込んだ水を毎日飲む民間療法），海藻でできたサプリメントの摂取などで容易に甲状腺機能低下症に陥ります．ヨード過剰摂取があれば海藻摂取の制限をするだけで 1 ヵ月後には甲状腺機能が正常化することもよくあります．1 ヵ月間ヨード過剰摂取をやめても回復しなかったり，海藻制限が続けられなかったりする患者さんには甲状腺ホルモン剤の補充療法を開始します．

B 甲状腺ホルモン剤はどう投与するか

　重度の甲状腺機能低下症では，少量の甲状腺ホルモン剤から開始します．チラーヂン® S 25μg/日を 2 週間，チラーヂン® S 50μg/日を 2 週間，チラーヂン® S 75μg/日を 4 週間，チラーヂン® S 100μg/日を 4 週間という具合に増量していきます．血中 TSH と FT4 の値が正常範囲になるように調節します．TSH は遅れて反応しますので，TSH が正常化しないからといってあわてて増量してはいけませ

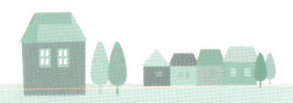

ん. 特に高齢者では狭心症が誘発されることがありますので注意して漸増します.

　LT4 は食物繊維に吸着するため, 空腹時に内服すると吸収がよいことがわかっています. 起床時または眠前に内服してもらいましょう. 甲状腺全摘を受けた患者さんの LT4 必要量は 100 μg/日です. よほど体格が大きければ 150 μg/日ということもありますが, 普通の女性であれば 100 μg/日以下で十分です. 100 μg/日を超えて処方していても足りないということであれば飲み忘れがあると考えてよいと思います. 前述したように飲み忘れを申告できる雰囲気作りが大切になります.

1. 甲状腺ホルモン剤の飲み忘れをどう防ぐか

　LT4 を隔日に内服しても TSH と FT4 の血中濃度に上下動はほとんどありません. LT4 100 μg を隔日に内服するのと 50 μg を毎日内服するのはほぼ同じです. つまり飲み忘れたときには翌日に普段の倍量を内服しても問題ないということです. 薬のシートに日付けを書き込んでおき, 忘れたら倍量飲むように指示することで甲状腺ホルモン濃度は安定します. ぜひ患者さんに教えてあげてください.

2. チラーヂン® S の剤形

　チラーヂン® S には 12.5 μg, 25 μg, 50 μg, 75 μg, 100 μg の錠剤があります (図 1). 以前は 50 μg の剤形しかありませんでしたので, ご存じない医師がおられます. 私の経験では, LT4 100 μg/日が必要な患者さんに 25 μg の錠剤が 4 錠処方されていた例がありました. 甲状腺機能低下症は一生続くことも多いため, 患者さんの経済的な損失, QOL の悪化などかなり問題のある処方の仕方ということができます. 適切な剤形を使用してください.

12.5μg	25μg	50μg	75μg	100μg
赤色素錠	淡赤色素錠 （割線入り）	白色素錠 （割線入り）	淡黄色素錠	黄色素錠
TZ244	TZ214	TZ224	TZ254	TZ234
直径 6.5 mm　厚さ 2.4 mm　重量 100 mg				

図 1　チラーヂン® S の剤形

C　甲状腺機能低下症は自然回復することがある

　橋本病の甲状腺機能低下症は自然に回復することがあります．甲状腺機能が回復していても LT4 を飲んでいる状態では血中 TSH，FT4 が正常範囲にあることが多く，減量，中止の判断は難しいので注意が必要です．甲状腺機能が回復していれば FT4 が高値で TSH が正常範囲を超えて低値になりそうですが，調節機構がうまく働き，そうならないこともあります．そのため，必要がないのに漫然と内服しているということが起こり得ます．

　経験から「40 歳以下」「TgAb，TPOAb の値が低い」「エコー像で甲状腺内部の粗雑性が少ない」などは甲状腺機能が回復しやすい条件のように思われます．もうひとつ，甲状腺機能低下症になる前に動悸，体重減少など一過性の甲状腺中毒症を思わせる症状がなかったかどうかも重要です．無痛性甲状腺炎後の甲状腺機能低下症であれば回復する可能性が高いからです．そういう条件を満たした患者さんで TSH が 2 μU/mL 以下であれば，チラーヂン® S を 25 μg ずつ減量してみてもよいと思います．血液検査は 1 ヵ月ごとに行い，TSH と FT4 が正常に保たれている

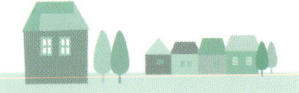

ようであれば減量を続け，中止します．

 D　橋本病で急に甲状腺が大きくなってくるとき

　橋本病で甲状腺腫大が進行するときには2つの現象を考慮する必要があります．
1つ目は簡単です．甲状腺機能低下症になると TSH が上昇し甲状腺を刺激するた
めに甲状腺が大きくなる現象です．甲状腺ホルモン剤の補充を開始するか増量す
れば解消できる問題です．

　2つ目は甲状腺悪性リンパ腫の発生です．甲状腺の悪性リンパ腫は橋本病を
ベースに発症します．甲状腺悪性リンパ腫は早期に適切な治療がなされると予後
のよいものですが，発見が遅れると甲状腺の急速な増大により窒息の危険が生じ
ます．甲状腺が急に大きくなったときには，超音波検査を行うとともに専門医へコ
ンサルトすることが必要です．

 E　手術療法が必要な場合とは

　橋本病で手術療法が必要になることは滅多にありません．手術適応になる場合
をあげておきます．

1．整容的に問題があるとき

　橋本病では，時に甲状腺腫大が巨大になることがあり，整容的に問題になること
があります．その場合は手術適応となります．

2．甲状腺悪性リンパ腫が発生したとき

　橋本病から発生した甲状腺悪性リンパ腫の場合，確定診断目的に甲状腺の生検
が必要です．診断目的にできるだけ大きく切除する必要があります．

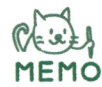

LT4 を一度に大量に内服したらどうなるか？

　甲状腺ホルモン剤（LT4）を実際に大量に内服した症例報告があります[43]．甲状腺癌で甲状腺全摘術を受けた若年女性が，50 µg の錠剤を 40 錠内服し，救急搬送されました．表 1 に示すように血中の T4，FT4 値は増加していますが，T3，FT3 値はあまり上がりません．その代わり生物学的活性のないリバース T3 が増えています．自覚症状は軽度の動悸だけです．この症例は甲状腺全摘後であるため T4 から T3 への転換量が少ないことが影響しているかもしれませんが，甲状腺があっても重篤な症状が出るほどのFT3 上昇は考えにくいと思います．大量内服の症例に出合ってもあわてないで済みそうです．ただし，T3 製剤の大量内服はかなり重篤な甲状腺中毒症の症状が出るはずです．遭遇したくないものです．

表 1　LT4 2,000 µg 内服後の甲状腺機能の変化（38 歳女性，甲状腺全摘後）

Day	1	2	3	4	5	6	10	13	17
T4 (µg/L) (50〜140)	310	315	280	243	225	201	167	155	103
T3 (µg/L) (0.8〜2.0)	1.88	1.74	1.92	1.81	1.90	1.57	1.39	1.45	1.09
FT4 (ng/dL) (0.99〜1.54)	4.55	4.88	4.15	3.77	3.30	3.54	2.07	1.57	1.15
FT3 (pg/mL) (2.5〜4.0)	5.06	5.16	4.79	5.23	4.74	4.70	3.32	2.76	2.23
rT3 (µg/L) (0.14〜0.39)	0.73	0.80	0.77	0.66	0.57	0.54	0.32	0.31	0.20
TSH (µU/mL) (0.5〜4.2)	0.559	0.221	0.091	0.072	0.063	0.044	0.061	0.096	0.7

[Ishihara T et al：Thyroxine (T4) metabolism in an athyreotic patient who had taken a large amount of T4 at one time. Endocr J 45：371-375, 1998 より作成]

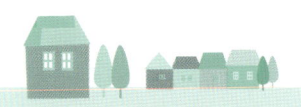

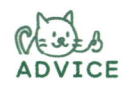

LT4 の週 1 回 7 日分内服法

　　甲状腺ホルモン剤（LT4）を一度に大量に内服しても生命に対する危険がなさそうであることは前ページで述べた通りです．それでは定められた用量の 7 日分をまとめて内服したらどうでしょうか？　実は 1 週間に 1 度，7 日分をまとめて飲んだらどうなるかということを研究した論文[44]があります．結果は毎日内服したときよりもわずかに甲状腺ホルモン濃度が低くなり，潜在性甲状腺機能低下症を示すものの，有害事象はみられないというものでした．

　　甲状腺専門病院（隈病院）に私が勤務しているときに同僚が経験した同様の症例を紹介します．

　　甲状腺機能低下症で軽い認知症の一人暮らしの高齢女性に LT4 を処方しても甲状腺機能の改善がみられません．入院させて毎回，服薬確認をすると甲状腺機能が改善するので，どうやら内服するのを忘れているようです．デイケアサービスに週 1 回行っていることから，週 1 回まとめ飲みをさせてみることになりました．入院中に心拍数，血圧，心電図検査，血液検査で有害事象が起こらないことを確認しました．その試みは成功し，その後，甲状腺機能がほぼ正常に保たれるようになりました．認知症が増えていますので，このような投与法を知っておくのは有用と思われます．

3. 急性増悪をステロイド剤でうまくコントロールできないとき

　　橋本病の急性増悪では，ほとんどの場合，ステロイド剤により炎症が鎮静化し，ステロイド剤から離脱も可能ですが，まれにステロイド剤を減量すると炎症が再燃し，痛みと発熱に苦しむことがあります．炎症の鎮静化と再燃が 1 年以上にわたることもあり，ステロイド剤の副作用も問題になってきます．このような状態では甲状腺の全摘術が有効です．

4. 気管が狭窄しているとき

　甲状腺が大きく，硬い場合に気管の狭窄をみることがあります．痰による窒息の可能性があるため手術適応になります．

F　ヨード制限食はどの程度必要なのか

　橋本病であれ Polycystic Thyroid Disease であれ，甲状腺におけるホルモン産生予備能力が低下している場合，ヨードの過剰摂取により甲状腺機能低下をきたします．そういう場合にはヨード制限により軽度の甲状腺機能低下症が改善する可能性があると書きましたが，どの程度の制限が必要なのでしょうか．私は主にヨード制限の程度を表 2 の 4 段階に分けて指導しています[45]．一般内科では，以下で述べる表の①と②についての知識があればよいと思います．

1. ヨード摂取過剰を中止するだけのヨード制限食

　患者さんの生活習慣を聴取するとヨードを過剰に摂取していることがあります．よくあるのが民間療法の根昆布療法，ポビドンヨード（イソジン®）による習慣的うがい，海藻類の継続的大量摂取です．ヨードの過剰な摂取がみられる場合は摂取過剰を中止するだけで甲状腺機能が正常化することがあります．そういった症例では日常の食生活を大きく変更する必要はありません．過剰摂取をやめた結果，甲状腺機能が回復すれば，それ以上のヨード制限は行わなくて済みます．

2. 長く続けられることが可能な軽度のヨード制限食

　われわれの身の回りにはヨード含有食品があふれているため厳格なヨード制限食を長期にわたって継続することは困難です．一度自分でやってみるとわかりますが，そう簡単にはいきません．何も食べられないという感じがしてストレスがたまります．当然，患者さんもかなりの苦痛を強いられます．したがって，長期にわ

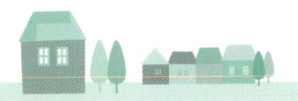

表 2　ヨード制限食の 4 段階

①	ヨード摂取過剰を中止するだけのヨード制限食
②	長く続けられることが可能な軽度のヨード制限食
③	バセドウ病の放射性ヨード内用療法施行前の中等度のヨード制限食
④	甲状腺癌に対する放射性ヨード内用療法時の厳格なヨード制限食

たって継続するヨード制限食は達成可能な現実的なものでなければなりません.
私は上記のヨード過剰摂取を中止しても甲状腺機能が正常化しない場合は軽度の
ヨード制限食を勧めています. 目にみえる海藻類は摂取しないようにし, 出汁には
昆布を使わないようにするという程度のヨード制限食です. 外食では制限をしま
せん. なかにはヨード制限をするよりも甲状腺ホルモン剤の補充を希望する患者
さんがいますし, 反対にできるだけ薬は内服したくないという患者さんもいるの
で, 個人の希望をよく聞いてヨード制限の程度を決定するようにしています. なお
1 ヵ月程度ヨード制限を行っても甲状腺機能が正常化しない場合は, 甲状腺ホルモ
ン剤の補充を行います.

 ## G　橋本病と妊娠

　甲状腺機能低下症のみならず潜在性甲状腺機能低下症では流・早産, 妊娠高血圧
症候群のリスクが増加します. 甲状腺自己抗体そのものが直接の原因であるのか,
他の流産と関係のあるような自己免疫異常 (抗リン脂質抗体など) を代表して検知
されているのかは不明です. 甲状腺自己抗体陽性で潜在性甲状腺機能低下症であ
る妊娠女性に, 甲状腺ホルモン剤を内服させると流・早産が減少することが報告さ
れたため, 2011 年と 2017 年の米国のガイドライン[36,46)]では妊娠前から妊娠第 1

三半期（妊娠14週未満）にかけてはTSHを2.5μU/mL以下，それ以降は3.0μU/mL以下を目標に治療すべきであることが述べられました．さらに甲状腺自己抗体陽性で甲状腺機能が正常の妊婦に対する甲状腺ホルモン剤の投与によって流・早産が減少したとの報告[47]があったり，潜在性甲状腺機能低下症を生じている不妊治療中の女性に甲状腺ホルモン剤を投与すると受胎率が上がるという報告[48]があったため，妊娠を希望する女性や妊婦においてはTSHを0.61～2.5μU/mLに保つほうがよいのではないかという期待感が先行しました．この本の改訂前には私も「幸い甲状腺ホルモン剤（LT4）は安価で副作用がほとんどありません．不妊治療において受胎率を上げる可能性があるならば内服させることを考慮してもよいのではないかと個人的には思っています.」と記載しています（2016年）．しかし自己抗体陰性でTSHが2.5～4.23μU/mLの患者さんにもTSHを2.5μU/mL以下にすることが行われるようになり，やりすぎの感が出てきました．

　潜在性甲状腺機能低下症と妊娠について現時点ではどこまでわかっているのでしょうか．甲状腺学会の潜在性甲状腺機能異常症妊娠班（臨床重要課題）でrandomized controlled trialsのメタアナリシスが行われました．そこでは甲状腺機能正常ですがTSHが2.5～4.0μU/mLの場合を正常高値TSHと定義しました．そのうえで，「潜在性甲状腺機能低下症や正常高値TSHに対する妊娠前からのレボチロキシン（LT4）補充療法は妊孕性や生産率を改善させるか？」についての解析が行われました．

　その解析結果は2024年4月号のThyroidに掲載されました．論文のConclusionを以下に記載します．

　「TSH値が2.5～4.0mU/Lの正常高値TSHの妊婦では，妊娠前のLT4治療は生児出産，妊娠，流産に影響を及ぼさなかった．TSH値が4.0mU/Lを超える潜在性甲状腺機能低下症に対するLT4治療の効果を調べたエビデンスはまだ不十分である．二次分析では，妊娠初期のLT4治療が早産率を減らす可能性があること

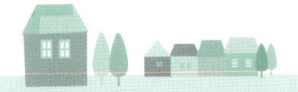

がわかったが，この利益は TSH 値が 4.0mU/L を超える人にのみ観察された.」[49)]
現時点のエビデンスからは TSH が 2.5 ～ 4.0 μU/mL の正常高値 TSH では甲状腺
ホルモンを補充してもあまり意味がなさそうだという結論です. 私の意見も以下
のように改訂しました.

　少量の甲状腺ホルモン補充療法は身体的問題を起こすことがほとんどないため，
エビデンスがない場合でも比較的安全に投与できます. 施設によっては現時点で
はエビデンスがないが，将来的にエビデンスが確立されることを期待して甲状腺
ホルモンを投与する場合もあると思われます. 甲状腺ホルモン投与は医療者，患者
ともに「何もしないこと」よりも不安の解消になることは否めません. しかし患者
にとっては医療費の負担，通院の時間的・経済的負担，定期的内服の負担，TSH 是
正に関する過剰な期待が生じることになることを銘記すべきです.

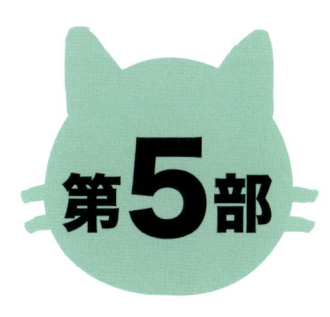

第**5**部

専門医が診るべき
甲状腺疾患とは？

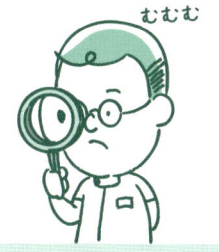

むむむ

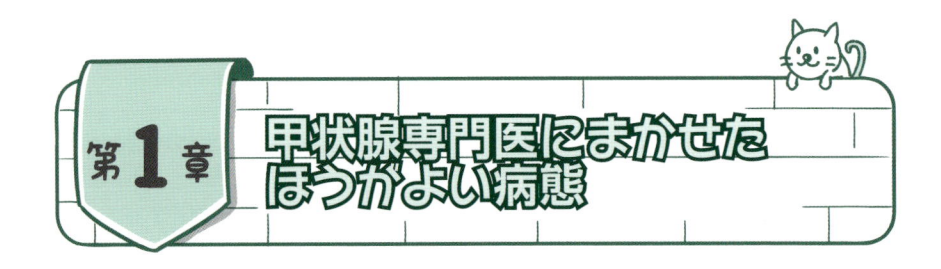

第1章　甲状腺専門医にまかせた ほうがよい病態

　今まで読まれてどうでしょうか，この程度なら自分でみていけそうという手応えを持たれたでしょうか？　でも，甲状腺疾患のなかには専門医へまかせたほうがよい病態もあるのです．

 A　ネガティブフィードバックに合致しない検査値異常

　甲状腺ホルモン値（FT4，FT3）とTSHの検査値に関しては検査法が進歩してかなり信頼性が上がったとはいえ，非特異抗体や血中蛋白の影響を受けることがあります．今でも検査値は真の値ではないかもしれないことを想定しておくことは必要です．たとえば，ネガティブフィードバックに合致しない検査値の異常（TSH，FT4，FT3全部低値，またはTSH，FT4，FT3全部高値）が持続した場合は専門医にコンサルトしたほうがよいでしょう．検査の異常か，珍しい疾患かのどちらかです．

 B　難治例，副作用出現例

　抗甲状腺薬が大量に必要なバセドウ病症例，巨大な甲状腺腫を持つ症例，副作用で抗甲状腺薬が使用できない症例などは，早期に放射性ヨード内用療法や手術療法を行ったほうが患者さんにとって有益です．早めに専門医へのコンサルトが必要と思われます．

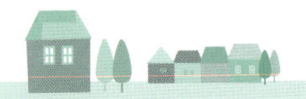

妊娠時のケア

　最近では不妊，流産との関連がクローズアップされています．抗甲状腺薬と催奇形性の問題，胎児バセドウ病や新生児バセドウ病の発症予測と対処法などの問題は専門性が高いと言えます．どう説明するかによって患者さんの不安感も変わってきます．正確に，かつ過度の心配をさせないような対応が必要です．専門医に一度はコンサルトしたほうがよいでしょう．

バセドウ病眼症

　眼症の治療は，バセドウ病眼症を扱うことができる眼科医との連携が必要となり，適切な連携をとることが求められます．眼症は，治療する時期によってその効果が異なります．たとえばステロイドパルス療法や眼瞼へのケナコルト-A®の局注療法は治療開始が遅すぎるとよい効果が出ません．適正な時期にコンサルトを行います．

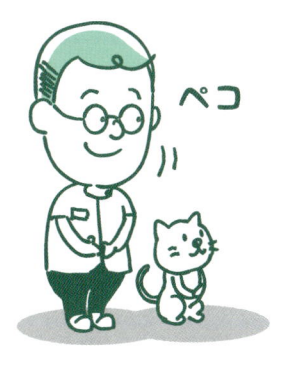
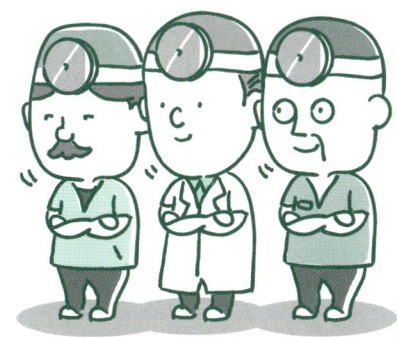

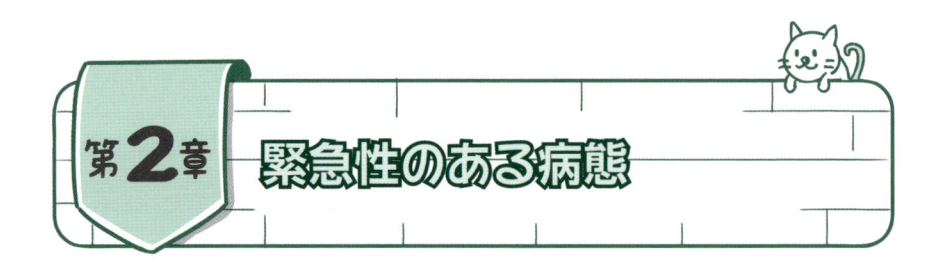

第2章　緊急性のある病態

A 甲状腺クリーゼ，粘液水腫性昏睡

　甲状腺専門医よりも救急医療が必要な状態です．甲状腺クリーゼと粘液水腫性
昏睡のどちらも意識障害が主体の疾患であるため，通常は救急外来に運ばれます．
一般外来で遭遇することはないと思われます．日本甲状腺学会の診断基準を表 1，
表 2 に示します．甲状腺クリーゼに関しては日本甲状腺学会の臨床重要課題に取
り上げられ，全国調査が行われるとともに『甲状腺クリーゼ診療ガイドライン
2017』が作成されました[50]．2018 年 5 月から 2022 年 4 月までに行われた他施設
前向きレジストリー研究では，診療ガイドラインを参照して診療された患者の死
亡率は参照せずに診療された患者の死亡率よりも優位に低かったことが示されま
した[51]．診療ガイドラインをぜひとも参照いただきたいと思います．

B 気道閉塞により窒息の恐れがある状態

　通常，甲状腺疾患で気道閉塞の可能性がある場合は，気道の狭窄により呼吸音が
変化するため聴診により見つかることがあります．疑わしい場合は頸部軟線写真
でも気管の狭窄がわかるため検査しておくことをお勧めします．甲状腺未分化癌
と甲状腺悪性リンパ腫では結節が急速に増大するため気道の閉塞をきたすことが
あり，この場合は緊急性があります．甲状腺が腫大している場合は気管切開が難し
く，また気管挿管も難しいため非常に危険な処置となります．

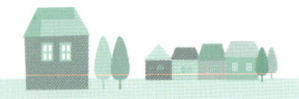

表 1　甲状腺クリーゼの診断基準（第 2 版）

＜定義＞

甲状腺クリーゼ（thyrotoxic storm or crisis）とは，甲状腺中毒症の原因となる未治療ないしコントロール不良の甲状腺基礎疾患が存在し，これに何らかの強いストレスが加わったときに，甲状腺ホルモン作用過剰に対する生体の代償機構の破綻により複数臓器が機能不全に陥った結果，生命の危機に直面した緊急治療を要する病態をいう

＜診断基準＞

● **必須項目**
甲状腺中毒症の存在（遊離 T3 および遊離 T4 の少なくともいずれか一方が高値）
● **症状（注 1）**
1．中枢神経症状（注 2）
2．発熱（38℃以上）
3．頻脈（130 回/分以上）（注 3）
4．心不全症状（注 4）
5．消化器症状（注 5）

● **確実例**
必須項目および以下を満たす（注 6）
a．中枢神経症状＋他の症状項目 1 つ以上
b．中枢神経症状以外の症状項目 3 つ以上
● **疑い例**
a．必須項目＋中枢神経症状以外の症状項目 2 つ
b．必須項目を確認できないが，甲状腺疾患の既往・眼球突出・甲状腺腫の存在があって，確実例条件の a または b を満たす場合（注 6）．

（注 1） 明らかに他の原因疾患があって発熱（肺炎，悪性高熱症など），意識障害（精神疾患や脳血管障害など），心不全（急性心筋梗塞など）や肝障害（ウイルス性肝炎や急性肝不全など）を呈する場合は除く．しかし，このような疾患のなかにはクリーゼの誘因となるため，クリーゼによる症状か単なる併発症か鑑別が困難な場合は誘因により発症したクリーゼの症状とする．
このようにクリーゼでは誘因を伴うことが多い．甲状腺疾患に直接関連した誘因として，抗甲状腺剤の服用不規則や中断，甲状腺手術，甲状腺アイソトープ治療，過度の甲状腺触診や細胞診，甲状腺ホルモン剤の大量服用などがある．また，甲状腺に直接関連しない誘因として，感染症，甲状腺以外の臓器手術，外傷，妊娠・分娩，副腎皮質機能不全，糖尿病ケトアシドーシス，ヨード造影剤投与，脳血管障害，肺血栓塞栓症，虚血性心疾患，抜歯，強い情動ストレスや激しい運動などがある．
（注 2） 不穏，せん妄，精神異常，傾眠，痙攣，昏睡．Japan Coma Scale（JCS）1 以上または Glasgow Coma Scale（GCS）14 以下．
（注 3） 心房細動などの不整脈は心拍数で評価する．
（注 4） 肺水腫，肺野の 50%以上の湿性ラ音，心原性ショックなど重度な症状．New York Heart Association（NYHA）分類 4 度または Killip 分類クラスⅢ以上．
（注 5） 嘔気・嘔吐，下痢，黄疸（血中総ビリルビン＞3 mg/dL）
（注 6） 高齢者は，高熱，多動などの典型的クリーゼ症状を呈さない場合があり（apathetic thyroid storm），診断の際は注意する．
出典（https://www.japanthyroid.jp/doctor/img/crisis2.pdf）
「日本甲状腺学会，日本内分泌学会（編）：甲状腺クリーゼ診療ガイドライン 2017，p26，2017，南江堂」より許諾を得て転載

表2　粘液水腫性昏睡の診断基準（3次案）

＜定義＞

粘液水腫性昏睡とは，甲状腺機能低下症（原発性または中枢性）が基礎にあり，重度で長期に亘る甲状腺ホルモンの欠乏に由来する，或いはさらに何らかの誘因（薬剤・感染症等）により惹起された低体温・呼吸不全・循環不全などが中枢神経系の機能障害を来す病態である．正しい治療が行われないと生命にかかわる

＜診断基準＞

●必須項目
1. 甲状腺機能低下症（注1）
2. 中枢神経症状（JCSで10以上，GCSで12以下）（注2）

●症候・検査項目
1. 低体温（35℃以下：2点，35.7℃以下：1点）
2. 低換気（PaCO$_2$ 48 Torr以上，動脈血pH 7.35以下，あるいは酸素投与：どれかあれば1点）
3. 循環不全（平均血圧75 mmHg以下，脈拍数60/分以下，あるいは昇圧剤投与：どれかあれば1点）
4. 代謝異常（血清Na 130 mEq/L以下：1点）

●確実例
必須項目2項目＋症候・検査項目2点以上
●疑い例
a. 甲状腺機能低下症を疑う所見があり必須項目の1は確認できないが，必須項目の2に加え症候・検査項目2点以上
b. 必須項目（1，2）および症候・検査項目1点
c. 必須項目の1があり，軽度の中枢神経系の症状（JCSで1～3またはGCSで13～14に加え症候・検査項目2点以上

（注1）原発性の場合は概ねTSH 20 μU/mL以上，中枢性の場合はその他の下垂体前葉ホルモン欠乏症状に留意する．
（注2）明らかに他の原因疾患（精神疾患や脳血管障害など）あるいは麻酔薬，抗精神薬などの投与があって意識障害を呈する場合は除く．しかし，このような疾患あるいは薬剤投与などは粘液水腫性昏睡の誘因となるため粘液水腫性昏睡による症状か鑑別が困難な場合，あるいはこれらの薬剤投与により意識障害が遷延する場合には誘因により発症した粘液水腫性昏睡の症状とする．
（注3）鑑別すべき疾患：橋本脳症は橋本病に合併する稀な疾患で，甲状腺機能は正常～軽度低下を示す．最も頻度の高い症状は意識障害であるが，精神症状（幻覚，興奮，うつ症状など），認知機能障害，全身痙攣などを示す例もある．ステロイド反応性の脳症で，αエノラーゼのN端に対する自己抗体が認められることが多い．
［日本甲状腺学会：粘液水腫性昏睡診断基準第3次案（2010年12月）
https://www.japanthyroid.jp/doctor/img/shindan.pdf より許諾を得て転載］

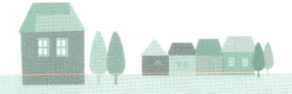

抗甲状腺薬による無顆粒球症

　「無顆粒球症」（119 ページ）の項に示した通り，38℃以上の高熱があれば必ず抗甲状腺薬を中止して来院していただくことが必要です．夜中に発熱しても次の日の朝の検査でよいと思いますが，必ず白血球とその分画の検査を行います．完成された無顆粒球症（顆粒球 100/mm^{3}未満）があれば直ちに入院させて管理します．田尻らは，顆粒球が 100〜500/mm^{3}であれば 75〜100μg の G-CSF を皮下注射し，4 時間後の好中球が 500/mm^{3}以上に増加すれば帰宅させてもよいとしています[52]．ただし，必ず翌日に来院していただき再検査します．

 ## バセドウ病周期性四肢麻痺

　甲状腺機能亢進状態のバセドウ病で暴飲暴食後や運動後に誘発される部分的または全身性の筋力低下です．「起き上がれない」「立てない」という症状のため救急外来に搬送されることが多いのですが，予後良好で自然に回復します．診断がつけば何もあわてることはありません．他の四肢麻痺を生じる疾患との鑑別が重要です．

 ## 心不全

　心不全はバセドウ病で心房細動を合併しているときや重度の甲状腺機能低下症に発生します．比較的緊急性があり入院管理が必要です．

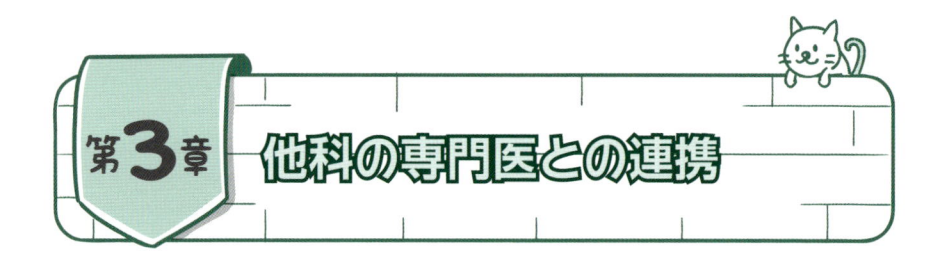

第3章　他科の専門医との連携

どの分野でも同じだと思いますが，甲状腺でも他科の医師との連携が必要です．では，実際にどのように連携すべきかについて述べます．

 A **甲状腺外科，頭頸部外科（耳鼻科）**

　甲状腺の手術ができる医師は貴重な存在です．内科系の甲状腺専門医だけでは甲状腺疾患のすべてを診療することはできません．微小癌以外の甲状腺癌はもちろんのこと，副作用のために抗甲状腺薬が使用できないうえにバセドウ病眼症を合併しているバセドウ病の患者さん，巨大な甲状腺腫があって TRAb が高値の妊娠希望のバセドウ病患者さんではどうしても手術療法が必要です．内科系の専門医は甲状腺外科医の後ろ盾があるからこそ安心して治療ができています．外科医の数が限られているため外科医が過重労働にならないようにすべきだと思います．

　甲状腺外科医に紹介するときに心がけておきたいことを以下に列挙します．

①術前の甲状腺機能をできるだけ正常に保つよう協力すること

②甲状腺の結節を発見した際には細胞診の適応があるものだけを紹介すること

③手術適応のない微小癌，甲状腺結節はできるだけ内科で経過をみること

④甲状腺癌であっても術後安定している患者さんは内科で経過をみることも可能であることを伝えておく．その際には組織型，術式とリンパ節郭清範囲などの情報提供を受けておくこと

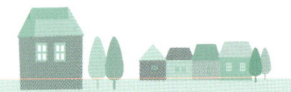

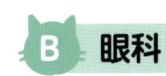

B　眼科

1. バセドウ病眼症の評価

　バセドウ病眼症を診てもらえる眼科医は多くありません．日本眼科学会でのバセドウ病眼症のセッションへの眼科医の参加は少なく，バセドウ病眼症に関心を示す眼科医がほとんどいません．バセドウ病眼症の評価（眼球運動障害，外眼筋の腫大の有無，活動性の評価）は内科だけでは難しいため，協力をお願いしたいと思います．バセドウ病眼症の評価については，日本甲状腺学会のホームページを参考にして眼科に依頼してください．また，甲状腺中毒症に気づかず，眼瞼の腫大を主訴に眼科を受診されるバセドウ病の患者さんがいます．「改善しない眼瞼浮腫を診たら TSH 測定をお願いします」という啓蒙が必要です．

2. バセドウ病眼症の治療

　バセドウ病眼症の眼瞼腫大にはケナコルト-A® の局注療法が効果的であることは前述しました［「バセドウ病眼症の悪化をどう防ぐ？　どう治す？」（125 ページ）参照］．ぜひ，眼科に治療を依頼してください．眼球運動障害のある患者さんにはステロイドパルス療法を内科で行いながら，治療効果を眼科で判定していただき，放射線科で放射線球後照射を行うという連携が必要ですので，3 科にわたるチーム医療の確立が重要です．

C　放射線科

1. シンチグラフィーによる確定診断

　甲状腺疾患を診るときに欠かせないのが放射線科の協力です．バセドウ病の確定診断には放射性ヨード（テクネシウム）摂取率検査が必要です．TRAb が陰性の場合に決め手になるのはもちろんのこと，機能性結節（プランマー病）の診断はシンチグラフィーがなければできません．前述したように，バセドウ病眼症に対して

は放射線球後照射の依頼が必要です.

　また甲状腺分化癌の転移の検査には甲状腺全摘後に残存甲状腺をアブレーションしたうえでの放射性ヨードシンチが用いられています.

2.　放射性ヨード内用療法

　バセドウ病に対する放射性ヨード内用療法は放射線科で行う施設が多いと思われます. そういう場合はヨード制限の期間, 抗甲状腺薬の中止期間と再開時期, 放射性ヨード投与量, 治療目標を甲状腺機能低下症にするかどうかなど, 内科と放射線科の間で綿密な打ち合わせが必要です.

D　皮膚科

1.　前脛骨部粘液水腫が生じたとき

　甲状腺とはあまり関係のない診療科に思われますが, バセドウ病では前脛骨部粘液水腫を生じ皮膚科受診が必要になる患者さんがおられます. 前脛骨部粘液水腫は圧迫や外傷により悪化することが知られています. 粘液水腫の部位が生検されると悪化しますので皮膚科への生検の依頼はできるだけ避けてください. 通常はステロイドテープ剤でコントロールできますが, なかには甲状腺を全摘し放射性ヨード内用療法で残存甲状腺をアブレーションしても, 血中 TRAb が下がらず前脛骨部粘液水腫が改善しないような重症患者さんもおられます. 皮膚科との治療協力が必要です.

2.　脱毛が生じたとき

　皮膚科からは頭髪の脱毛が甲状腺疾患のために生じているのではないかとの紹介を受けることがあります. 重度の甲状腺機能低下症の場合には脱毛がありますが, 極めてまれです. また, 自己抗体 (TgAb, TPOAb) が陽性であるだけでは脱

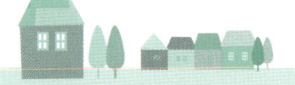

毛が起こることはありません．バセドウ病の治療初期に甲状腺機能の変化による
と思われる脱毛が生じることがありますが，この場合は甲状腺機能が正常化し，あ
る程度の時間を経れば改善します．

 ## E　循環器内科

　バセドウ病で心不全を伴う場合，多くは心房細動を合併していると思われますが，当然心機能の評価が必要です．心房細動は甲状腺機能の正常化とともに改善することも多いのですが，そうでない場合は抗凝固療法またはカテーテルアブレーションの適応になります．循環器内科の協力は欠かせません．甲状腺機能を正常化することと再燃させないことが重要ですので，放射性ヨード内用療法で甲状腺機能低下症にしたうえで甲状腺ホルモン剤を補充する状態にしておいたほうがよいと思います．

　まれにバセドウ病の患者さんで甲状腺機能が正常化する頃に突然重篤な心不全を生じることがあります．自己免疫性心筋炎が疑れますが，症例数が少ないためによくわかっていません．「意外と怖いバセドウ病—突然死があります—」(126 ページ）でも書きましたが，バセドウ病での突然死の問題もあり，それらは心筋炎，不整脈などが原因と考えられます．

　重度不整脈に用いられるアミオダロンによる甲状腺機能異常については「甲状腺機能異常を生じる薬剤」（160 ページ）の章を参照いただきたいと思います．

 ## F　精神科

 ### 1．双極性障害の患者さん

　炭酸リチウムは双極性障害でよく使用されます．炭酸リチウムにはヨードと同じように甲状腺機能を低くする作用があります．特に，ベースに橋本病があると甲

状腺機能低下症を生じやすいため注意が必要です．炭酸リチウムにより生じた甲状腺機能低下症は甲状腺ホルモン剤の補充療法で容易に補正が可能です．炭酸リチウムを中止してもらう必要はありません．

2. 認知症の患者さん

　一般内科でも認知症を合併した患者さんを診ることが多いと思います．そのときは TSH だけでよいので，測定することをお勧めします．甲状腺機能低下症は高齢者に多く，可逆性の認知症の一因であることは知られていますが見逃されることもあるようです．甲状腺ホルモン剤の補充により改善します．

3. パニック障害の患者さん

　パニック障害はバセドウ病や無痛性甲状腺炎を契機に発症することがあります．パニック障害と甲状腺疾患が併発するとパニック発作なのか甲状腺中毒症なのか区別がつかず，患者さんは内科か精神科かどちらの受診をするか混乱します．甲状腺機能が正常であることを確かめると同時に，精神科での治療が必要ですので連携が必要です．

G　産婦人科

1. MMI の催奇形性

　バセドウ病の患者さんの妊娠ではわずかながら MMI に催奇形性の問題があることから，妊娠前からどの薬剤を使用すべきかについて難しい選択に迫られます．「バセドウ病の治療」（98 ページ）の項で述べたように，PTU に副作用があり，手術療法や放射性ヨード内用療法を希望されない患者さんなどでは，どうしても MMI しか使用できないこともあります．産婦人科の医師に理解をしていただけるよう緊密な連携が必要です．

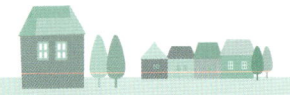

2. 橋本病の患者さんが妊娠したとき

　橋本病においては，妊娠に適した TSH の値を保つことや，甲状腺機能正常の自己抗体陽性者に甲状腺ホルモン剤を補充すべきかどうかも悩ましい問題です．「橋本病の治療」（136 ページ）の項を参照してください．

3. 胎児バセドウ病をどう防ぐか

　甲状腺術後または放射性ヨード内用療法後の甲状腺機能低下症の妊婦が TRAb 高値であった場合．胎児バセドウ病をどうやって防ぐかについての連携も必要です ［「胎児バセドウ病をどう治療するか」（121 ページ）参照］．

H　小児科

1. 新生児バセドウ病への対応

　胎児バセドウ病を防ぐことができても，新生児バセドウ病は防げないことが多いため，妊婦が出産間際まで TRAb が高値（5 IU/L 以上）であれば産婦人科に小児科との連携を依頼しておく必要があります［「胎児バセドウ病をどう治療するか」（121 ページ）参照］．

2. 成人医療へのトランジション

　先天性の甲状腺機能低下症の小児が成人になったときには，小児科から内科への転科が必要になります．

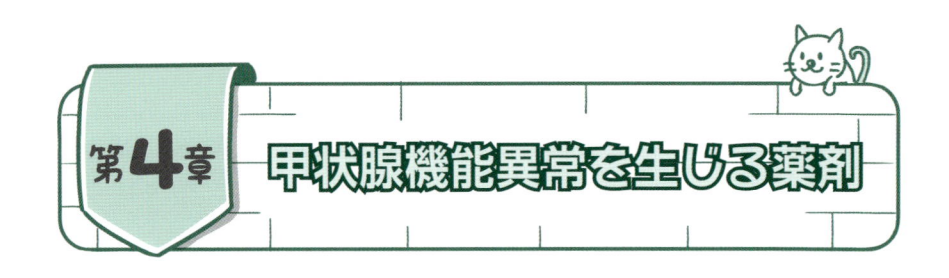

第4章 甲状腺機能異常を生じる薬剤

　この章では薬剤と甲状腺機能異常について取り上げます．甲状腺機能異常を生じる薬剤の知識は主に甲状腺専門医が身につけておくものですが，これらの薬剤は甲状腺専門医でない医師が使用することが多いので記載することにしました．自分の専門分野で使用する薬剤があれば，その部分だけでも読んでいただきたいと思います．この章で取り上げた薬剤を使用するときは，甲状腺機能異常に注意し，甲状腺ホルモン異常があれば甲状腺専門医に紹介することをお勧めします．

　甲状腺機能異常を起こす薬剤で最も知られているのは「橋本病の治療」の章で述べたヨード剤です．バセドウ病の治療に使われる MMI と PTU も過剰になれば甲状腺機能低下症を生じます．最近ではチロシンキナーゼ阻害薬や免疫チェックポイント阻害薬による甲状腺機能異常が増えており，悪性腫瘍の治療時には必須の知識になっています．

A 甲状腺中毒症と甲状腺機能低下症

　薬剤による甲状腺中毒症には，一過性の甲状腺中毒症を示す破壊性甲状腺炎（無痛性甲状腺炎）と持続的に甲状腺機能亢進症を示すバセドウ病の2種類がありますが，ほとんどが破壊性甲状腺炎によるものと考えてよいでしょう．バセドウ病を発症することはまれです．

　薬剤による甲状腺機能低下症には甲状腺ホルモンの合成・分泌を抑制する薬剤，TSH の合成分泌を抑制する薬剤，甲状腺ホルモンの代謝を促進する薬剤，甲状腺ホルモン結合蛋白を増加させる薬剤，甲状腺ホルモンの吸収を阻害する薬剤（甲状腺ホルモンを内服している患者において）が知られています．

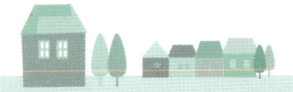

　アミオダロン服用中の患者では甲状腺ホルモンの正常範囲が非服用者と異なるため甲状腺中毒症なのか甲状腺機能低下症なのか判定が難しくなります．甲状腺専門医に紹介してください．

B　甲状腺中毒症を起こす薬剤[53]（表 1）

　ほとんどが破壊性甲状腺炎による一過性の甲状腺中毒症ですが，一部にバセドウ病を生じる薬剤があります．破壊性甲状腺炎による甲状腺中毒症を生じたあとは，甲状腺機能低下症になることが多く，同一の薬剤が原因となって甲状腺中毒症と甲状腺機能低下症の両方を生じます［「無痛性甲状腺炎の治療」（129 ページ）参照］．

1.　インターフェロン（IFN）

　詳細は不明ですが，IFN は細胞表面における MHC-1 抗原の発現により細胞傷害性 T 細胞を活性化し，細胞破壊を引き起こすと考えられています．IFN-α 治療による甲状腺機能障害の頻度は高く，甲状腺自己抗体保有者では 40 ％程度とされています．自己免疫性甲状腺機能低下症が最も多く，約 20 ％にみられます．次いで，破壊性甲状腺炎が 2〜3 ％であり，まれにバセドウ病が発症します．

2.　IL-2 製剤

　TNFα や IFN-γ を刺激し，これらのサイトカインが甲状腺細胞に HLA-Ⅱ や関連自己抗原を提示して自己免疫性甲状腺炎を引き起こすと考えられています．IL-2 製剤により 35 ％に甲状腺機能低下症が生じ，甲状腺中毒症が 7 ％に生じたと報告されています．

3.　免疫チェックポイント阻害薬

　破壊性甲状腺中毒症を生じ，その後甲状腺機能低下症に陥ることが知られています［「甲状腺機能低下症を起こす薬剤」（163 ページ）参照］．

表1　甲状腺中毒症を起こす薬剤

甲状腺中毒症の種類	破壊性甲状腺炎	バセドウ病
	インターフェロン	インターフェロン
	IL-2 製剤	
	免疫チェックポイント阻害薬	
	ゴナドトロピン放出ホルモン誘導体（GnRH）	
	アミオダロン	アミオダロン

4.　ゴナドトロピン放出ホルモン誘導体（GnRH）

　ゴナドトロピンと性ホルモンの変動が，自己免疫性甲状腺疾患を誘発すると考えられています．破壊性甲状腺炎による甲状腺中毒症は投与開始後数ヵ月以内に発症します．無痛性甲状腺炎の診断時には，産婦人科での治療歴を聴取することが大切です．

5.　アミオダロン

　アミオダロンの1錠（100 mg）には約37 mg のヨウ素が含まれています．アミオダロンはヨウ素過剰，甲状腺ホルモンとの類似構造，細胞毒性によって甲状腺機能に影響すると考えられています．甲状腺機能異常にはアミオダロン誘発性甲状腺中毒症（amiodarone-induced thyrotoxicosis：AIT）とアミオダロン誘発性甲状腺機能低下症があります．バセドウ病タイプの甲状腺中毒症を AIT Ⅰ型，破壊性甲状腺炎タイプのものを AIT Ⅱ型と言います．AIT Ⅰ型には抗甲状腺薬が用いら

れ，AIT Ⅱ型にはプレドニゾロンが用いられます．

　アミオダロン服用患者では TSH と FT4 の測定値が TSH 不適切分泌症候群 (SITSH)様に変化するため注意が必要です．非服用者の基準値が適応できません．TSH は 1.0 以上 20 未満（μU/mL），FT4 は 0.4 以上 4.2 未満（ng/dL）が正常範囲と考えられます[54]．

C　甲状腺機能低下症を起こす薬剤[55]（表 2）

1．甲状腺ホルモンの合成・分泌を抑制する薬剤

　抗甲状腺薬（MMI，PTU），ヨード剤，アミオダロン，炭酸リチウム，IFN，IL-2 製剤，サリドマイド，チロシンキナーゼ阻害薬，免疫チェックポイント阻害薬などがあります．

a　アミオダロン

　アミオダロン誘発性甲状腺機能低下症（amiodarone-induced hypothyroidism：AIH）と言われる甲状腺機能低下症を起こします．また上記の AIT Ⅱ型のあとに一時的な機能低下になることがあります．

b　炭酸リチウム

　炭酸リチウムは甲状腺に取り込まれ，ヨードチロシンのカップリングを阻害し，甲状腺ホルモンの産生と分泌を減少させると考えられています．末梢組織では T4 から T3 への転換を阻害します．

c　サリドマイド

　ヨウ素の取り込み阻害や甲状腺ホルモンの分泌抑制，血管新生抑制作用による破壊性甲状腺炎の可能性が考えられています．

表 2　甲状腺機能低下症を起こす薬剤

甲状腺ホルモンの合成・分泌を抑制する薬剤	MMI，PTU，ヨード剤，アミオダロン，炭酸リチウム，インターフェロン，IL-2 製剤，サリドマイド，チロシンキナーゼ阻害薬，免疫チェックポイント阻害薬
TSH の合成分泌を抑制する薬剤	ステロイド剤，ドブタミン，ドパミン，ソマトスタチン誘導体，ベキサロテン，オクスカルバゼピン
甲状腺ホルモンの代謝を促進する薬剤	フェニトイン，フェノバルビタール，カルバマゼピン，レベチラセタム，バルプロ酸，リファンピシン
甲状腺ホルモン結合蛋白（TBG）を増加させる薬剤	エストロゲン製剤，ラロキシフェン，バセドキシフェン，タモキシフェン，フルオロウラシル
甲状腺ホルモンの吸収を阻害する薬剤	コレスチラミン，水酸化アルミニウム，カルシウム製剤，鉄剤，スクラルファート，オメプラゾール，ラロキシフェン，シプロフロキサシン

⓭ チロシンキナーゼ阻害薬

　チロシンキナーゼ阻害薬により血管内皮増殖因子受容体を介するシグナルが阻害されるため，甲状腺内の血流が減少し，虚血に陥ることで甲状腺ホルモンの合成・分泌が低下すると考えられています．スニチニブ，ソラフェニブ，アキシチニブなどで認められます．

⓮ 免疫チェックポイント阻害薬

　免疫チェックポイント阻害薬（immune checkpoint inhibitor：ICI）は，免疫系にブレーキをかけている分子群の作用を阻害することで免疫系を賦活化し，抗腫

瘍効果を発揮します．一方，正常の組織に対する過剰な免疫応答を引き起こし，全身の臓器障害を引き起こす免疫関連有害事象（immune-related adverse events：irAE）を生じます．甲状腺 irAE には原発性甲状腺機能低下症と中枢性甲状腺機能低下症があります．破壊性甲状腺炎後の甲状腺機能低下症もありますが，破壊性甲状腺炎と関連なく機能低下を生じることもあります．中枢性甲状腺機能低下症は下垂体炎による甲状腺機能低下症です．

2. TSH の合成・分泌を抑制する薬剤

　副腎皮質ステロイド剤，高用量のドブタミン，ドパミン，ソマトスタチン誘導体，ベキサロテン，オクスカルバゼピンは TSH の分泌を抑制します．

3. 甲状腺ホルモンの代謝を促進する薬剤

　橋本病などで甲状腺ホルモン産生の予備能力が下がっている場合にこれらの薬剤を使用すると甲状腺機能低下症が顕在化することがあります．

a 抗てんかん薬

フェニトイン，フェノバルビタール，カルバマゼピン，レベチラセタム，バルプロ酸は肝臓における薬物代謝酵素系を誘導して抱合による T4 代謝を促進します．

b 抗結核薬

　リファンピシンも抗てんかん薬と同様の機序で T4 代謝を促進します．

4. 甲状腺ホルモン結合蛋白（TBG）を増加させる薬剤

　エストロゲン製剤，骨粗鬆症治療薬であるラロキシフェン，バゼドキシフェン，抗エストロゲン薬であるタモキシフェン，抗悪性腫瘍薬のフルオロウラシルは TBG のシアル化を促進させるため，半減期が延長し血中 TBG が増加します．TBG

と結合している Total T4 も増加しますが橋本病のように甲状腺ホルモン産生機能に予備能力がなければ，FT4 は低下します．

5. 甲状腺ホルモンの吸収を阻害する薬剤（甲状腺ホルモン（LT4）を内服している患者において）

コレスチラミン，水酸化アルミニウム，カルシウム製剤，鉄剤，スクラルファート，オメプラゾール，ラロキシフェン，シプロフロキサシンは LT4 の腸管からの吸収を阻害することがあります．

水酸化アルミニウムは多くの制酸剤の成分として用いられていますので注意が必要です．これらの薬剤を内服するときは LT4 の内服と 4 時間以上の服用間隔を開けることが必要です．オメプラゾールなどの PPI は胃酸分泌の低下による LT4 の吸収低下と考えられているため，PPI を中止できなければ LT4 の増量で対処します．

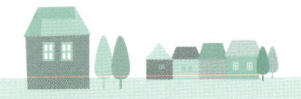

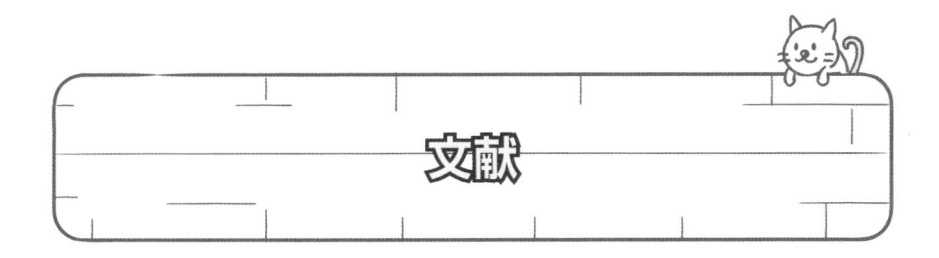

文献

1) 網野信行ほか：潜在性甲状腺機能低下症—診断と治療の手引き．ホルモンと臨 **56**：705-724，2008

2) 甲状腺刺激ホルモン（TSH）値のハーモナイゼーションについて．日本甲状腺学会雑誌 **11**（1）：40-42，2020

3) 小飼貴彦ほか：TSH ハーモナイゼーションの補足説明．日本甲状腺学会雑誌 **11**（2）：88-90，2020

4) 日本甲状腺学会（編）：穿刺吸引細胞診を行うべき対象者．甲状腺結節取扱い診療ガイドライン 2013，南江堂，東京，p59-64，2013

5) Haugen B, et al. 2015 American Thyroid Association Management Guidelines for Adult Patients with Thyroid Nodules and Differentiated Thyroid Cancer：The American Thyroid Association Guidelines Task Force on Thyroid Nodules and Differentiated Thyroid Cancer. Thyroid **26**：1-133, 2016

6) Kubota S et al：Multiple thyroid cysts may be a cause of hypothyroidism in patients with relatively high iodine intake. Thyroid **20**：205-208, 2010

7) Kubota S et al：The prevalence of polycystic thyroid disease in hypothyroid patients with negative thyroid autoantibodies. Thyroid **20**：1205-1208, 2010

8) Kubota S et al：Pathologic features of polycystic thyroid disease：Comparison with benign nodular goiter. Endocr J **58**：783-788, 2011

9) Volpé R：The management of subacute（DeQuervain's）thyroiditis. Thyroid **3**：253-255, 1993

10) Kubota S et al：Initial treatment with 15 mg of prednisolone daily is sufficient for most patients with subacute thyroiditis in Japan. Thyroid **23**：269-272, 2013

11) Vaccarella S et al：The Impact of Diagnostic Changes on the Rise in Thyroid Cancer Incidence：A Population-Based Study in Selected High-Resource Countries. Thyroid **25**：1127-1136, 2015

12) Ito Y et al：Patient age is significantly related to the progression of papillary microcarcinoma of the thyroid under observation. Thyroid **24**：27-34, 2014

13) Miyauchi A et al：Long-Term Outcomes of Active Surveillance and Immediate Surgery for Adult Patients with Low-Risk Papillary Thyroid Microcarcinoma：30-Year Experience. Thyroid. **33**：817-825, 2023

14) 宮内　昭ほか：微小乳頭癌の取り扱い．日甲状腺会誌 **6**：25-29，2015

15) Sasaki T et al：Comparison of Postoperative Unfavorable Events in Patients with Low-Risk Papillary Thyroid Carcinoma：Immediate Surgery Versus Conversion Surgery Following Active Surveillance. Thyroid **33**：186-191, 2023

16) Ito M et al：TSH-suppressive doses of levothyroxine are required to achieve preoperative native serum triiodothyronine levels in patients who have undergone total thyroidectomy. Eur J Endocrinol **167**：373-378, 2012

17) Tsushima Y et al：Prognostic significance of changes in serum thyroglobulin antibody levels of pre-and post-total thyroidectomy in thyroglobulin antibody-positive papillary thyroid carcinoma patients. Endocr J **60**：871-876, 2013

18) Miyauchi A et al：Prognostic impact of serum thyroglobulin doubling-time under thyrotropin suppression in patients with papillary thyroid carcinoma who underwent total thyroidectomy. Thyroid **21**：707-716, 2011

19) 小林　薫ほか：甲状腺濾胞癌の治療の実際．外科治療 **105**：339-346，2011

20) Miyauchi A et al：Relation of doubling time of plasma calcitonin levels to prognosis and recurrence of medullary thyroid carcinoma. Ann Surg **199**：461-466, 1984.

21) Barbet J et al：Prognostic Impact of Serum Calcitonin and Carcinoembryonic Antigen Doubling-Times in Patients with Medullary Thyroid Carcinoma. J Clin Endocrinol Metab **90**：6077-6084, 2005

22) 日本内分泌外科学会/日本甲状腺外科学会（編）：CQ26　髄様癌症例に対する RET 遺伝子検査はどのような点で有用か？　甲状腺腫瘍診療ガイドライン 2010 年版，金原出版，東京，p102-104，2010

23) 山崎知子：甲状腺がんにおける抗がん薬治療．日本内科学会雑誌 **113**：668-675，2024

24) Watanabe N et al：Clinicopathological features of 171 cases of primary thyroid lymphoma：a long-term study involving 24553 patients with Hashimoto's disease. Br J Haematol **153**：236-243, 2011

25) Oh DY et al：Efficacy and safety of pembrolizumab monotherapy in patients with advanced thyroid cancer in the phase 2 KEYNOTE-158 study. Cancer **129**：1195-1204, 2023

26) Hamidi S et al：Checkpoint Inhibition in Addition to Dabrafenib/Trametinib for BRAF[V600E]-Mutated Anaplastic Thyroid Carcinoma. Thyroid **34**：336-346, 2024

27) Nakamura H et al：Comparison of methimazole and propylthiouracil in patients with hyperthyroidism caused by Graves' disease. J Clin Endocrinol Metab **92**：2157-2162, 2007

28) 日本甲状腺学会（編）：BCQ4 未治療時の甲状腺機能に応じて抗甲状腺薬の初期服薬量を選択するのか？　バセドウ病治療ガイドライン 2019，南江堂，東京，p45-46，2019

29) Takata K et al：Methimazole-induced agranulocytosis in patients with Graves' disease is more frequent with an initial dose of 30 mg daily than with 15 mg daily. Thyroid **19**：559-563, 2009

30) Kubota S et al：The prevalence of transient thyrotoxicosis after antithyroid drug

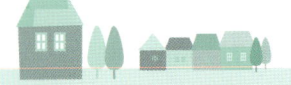

therapy in patients with Graves' disease. Thyroid **18**：63-66, 2008

31）Murakami Y et al：Changes in thyroid volume in response to radioactive iodine for Graves' hyperthyroidism correlated with activity of thyroid-stimulating antibody and treatment outcome. J Clin Endocrinol Metab **81**：3257-3260, 1996

32）Kubota S et al：Serial changes in liver function tests in patients with thyrotoxicosis induced by Graves' disease and painless thyroiditis. Thyroid **18**：283-287, 2008

33）日本甲状腺学会（編）：FCQ1 妊娠初期における薬物療法は，第一選択薬として何が推奨されるか？　バセドウ病治療ガイドライン 2019，南江堂，東京，p2-6，2019

34）窪田純久：妊娠初期における薬物療法は，第一選択薬として何が推奨されるか？（バセドウ病治療ガイドライン 2019：FCQ1 の解説）．日本甲状腺学会誌 **10**：88-92，2019

35）Kubota S et al：Successful use of iodine and levothyroxine to treat Graves' disease in a pregnant patient with allergy to antithyroid drugs and high thyrotropin-binding inhibitor immunoglobulin after radioiodine therapy. Thyroid **15**：1373-1376, 2005

36）Stagnaro-Green A et al：American Thyroid Association Taskforce on Thyroid Disease During Pregnancy and Postpartum. Guidelines of the American Thyroid Association for the diagnosis and management of thyroid disease during pregnancy and postpartum. Thyroid **21**：1081-1125, 2011

37）Hamada K et al：Effects of Inorganic Iodine Therapy Administered to Lactating Mothers With Graves Disease on Infant Thyroid Function. J Endocr Soc **1**：1293-1300, 2017

38）Bahn RS et al：American Thyroid Association；American Association of Clinical Endocrinologists：Hyperthyroidism and other causes of thyrotoxicosis：management guidelines of the American Thyroid Association and American Association of Clinical Endocrinologists. Endocr Pract **17**：456-520, 2011

39）日本甲状腺学会・日本内分泌学会（編）：甲状腺眼症診療の手引き，メディカルレビュー社，東京，2020

40）https://www.japanthyroid.jp/doctor/img/basedou03_2023.pdf

41）Kubota S et al：Graves' disease can be a lethal disorder in young adults. Thyroid **18**：915-916, 2008

42）Douglas RS et al：Teprotumumab for the Treatment of Active Thyroid Eye Disease. N Engl J Med **382**：341-352, 2020

43）Ishihara T et al：Thyroxine（T4）metabolism in an athyreotic patient who had taken a large amount of T4 at one time. Endocr J **45**：371-375, 1998

44）Grebe SK et al：Treatment of hypothyroidism with once weekly thyroxine. J Clin Endocrinol Metab **82**：870-875, 1997

45）窪田純久ほか：ヨード制限食の実際―甲状腺専門病院の事例．ホルモンと臨 **55**：87-94, 2007

46）Alexander EK et al：2017 Guidelines of the American Thyroid Association for the Diagnosis and Management of Thyroid Disease During Pregnancy and the Postpartum. Thyroid **27**：315-389, 2017

47）Thangaratinam S et al：Association between thyroid autoantibodies and miscarriage and preterm birth：meta-analysis of evidence. BMJ **342**：d2616, 2011

48）Yoshioka W et al：Thyroxine treatment may be useful for subclinical hypothyroidism in patients with female infertility. Endocr J **62**：87-92, 2015

49）Sankoda A et al：Effects of Levothyroxine Treatment on Fertility and Pregnancy Outcomes in Subclinical Hypothyroidism：A Systematic Review and Meta-Analysis of Randomized Controlled Trials. Thyroid **34**：519-530, 2024

50）Satoh T et al：2016 Guidelines for the management of thyroid storm from The Japan Thyroid Association and Japan Endocrine Society（First edition）. Endocr J **63**：1025-1064, 2016

51）Furukawa Y et al：Prospective Multicenter Registry-Based Study on Thyroid Storm：The Guidelines for the Management from Japan are Useful. J Clin Endocrinol Metab **8**：dgae124. 2024

52）田尻淳一：抗甲状腺薬の副作用を覚えておこう．外来でどう診る？　甲状腺疾患，深田修司（編），日本医事新報社，東京，p96，2011

53）厚生労働省，重篤副作用疾患別対応マニュアル，甲状腺機中毒症，平成 21 年 5 月 https://www.mhlw.go.jp＞topics＞2006/11

54）藤原雄太ほか：アミオダロン服用中の甲状腺機能に関する検討．心臓 **45**：1101-1109. 2013

55）厚生労働省，重篤副作用疾患別対応マニュアル，甲状腺機能低下症，平成 21 年 5 月（令和 4 年 2 月改訂）https://www.pmda.go.jp＞files

索　引

●著者紹介

窪田純久（くぼた　すみひさ）

医療法人社団くぼたクリニック 理事長，院長

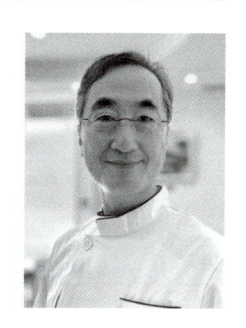

1986 年	徳島大学医学部医学科卒業，麻生飯塚病院内科 研修医
1987 年	九州大学医学部附属病院心療内科 研修医
1989 年	東京女子医科大学糖尿病センター 研究生
1990 年	九州大学医学部附属病院心療内科内分泌研究室 医員
1994 年	隈病院 内科医員
1995 年	アレゲニー・シンガー研究所（米国，ピッツバーグ）リサーチフェロー
1997 年	隈病院 内科医員
2004 年	隈病院 内科部長
2009 年	隈病院 副院長
2012 年	くぼたクリニック 院長

　「慢性疾患と癒し」を課題に甲状腺の病気を持つ患者さんを日々診療している臨床医です．一方で研究マインドを持って患者さんに役立つような臨床研究を行ってきました．甲状腺診療に関するノウハウを若い医師に伝えていけたらと思っています．

資格，学会活動等

　1995 年，九州大学にて博士号取得
　日本甲状腺学会認定甲状腺専門医
　日本心身医学会認定心療内科認定医
　日本甲状腺学会評議員
　日本内分泌学会評議員
　日本甲状腺学会潜在性甲状腺機能低下症ガイドライン作成委員
　日本甲状腺学会バセドウ病薬物治療ガイドライン作成委員
　日本甲状腺学会バセドウ病眼症診療ガイドライン作成委員
　日本甲状腺学会甲状腺結節診療ガイドライン作成委員
　日本甲状腺学会「妊娠中のバセドウ病薬物療法の効果と安全性に関するエビデンス作成」委員
　日本甲状腺学会「潜在性甲状腺機能異常症 妊娠班」委員

やさしく解説 甲状腺疾患の診断と治療（改訂第2版）
—甲状腺を専門としない医師のために—

2016年9月15日	第1版第1刷発行	著　者　窪田純久
2020年11月10日	第1版第3刷発行	発行者　小立健太
2025年1月30日	改訂第2版発行	発行所　株式会社 南 江 堂

〒113-8410 東京都文京区本郷三丁目42番6号
☎(出版)03-3811-7198 (営業)03-3811-7239
ホームページ　https://www.nankodo.co.jp/
印刷・製本 三報社印刷
装丁 渡邊真介

Simple Explanation for Diagnosis and Therapy of Thyroid Diseases—For the Doctors
Who Don't Specialize in Thyroid Diseases—, 2nd Edition
© Nankodo Co., Ltd., 2025